Düfte bewußt erfahren und nutzen

Inhalt

Wie der Duft in die Luft kommt 217

Alles auf einen Blick: Übersichten 231

Duftfaszination

Die Wiederentdeckung der Welt der Düfte

Eigentlich haben mich Düfte nie besonders interessiert – bis zu dem Tag, an dem ich den Roman «Das Parfum» las. Er erzählt vom Sonderling Grenouille, einem Außenseiter der Gesellschaft, der schon als Kind eine ganz besondere Fähigkeit besaß: Es gab in seiner persönlichen Umwelt «keinen Gegenstand, keinen Ort, keinen Menschen, keinen Stein, Baum, Strauch oder Lattenzaun, keinen noch so kleinen Flecken, den er nicht geruchlich kannte, wiedererkannte und in der jeweiligen Einmaligkeit fest im Gedächtnis verwahrte». Es war weniger die – übrigens sehr spannende – Kriminalgeschichte, die hier erzählt wird, als die plastische Beschreibung der persönlichen Erlebniswelt Grenouilles, die fast ausschließlich eine Welt der Düfte war – so reichhaltig, so abenteuerlich und faszinierend, daß sich auch mir damit eine ganz neue Welt zu eröffnen schien. Schon am nächsten Tag stand eine Duftlampe in meinem Wohnzimmer. Ätherische Öle verbreiteten ihre zarten Wohlgerüche im Raum: Jasmin, Bergamotte und Zedernholz. Für mich war es wie das Wiedererwachen eines tief empfundenen Erlebens, das tief in meinem Innern versunken gewesen war. Noch wußte ich nicht, was mit mir geschah – ich fühlte mich einfach nur belebt, angeregt und gleichzeitig angenehm entspannt. Etwas Magisches war geschehen.

Schon seit geraumer Zeit hatte ich mich mit Therapie, insbesondere Psychotherapie, beschäftigt. Ich hatte auch Bücher
über jenen geheimnisvollen Bereich gelesen, den Esoteriker
den «feinstofflichen» Erlebnisbereich nennen: an der Nahtstelle zwischen Körper und Seele, zwischen Geist und Materie. Jenen Bereich, in dem sich meistens entscheidet, ob wir
uns energievoll oder schlaff, ausgeglichen oder unausgegli-
chen fühlen, ob wir angespannt oder entspannt, gesund
oder krank sind. Allerdings wurde mir zunehmend klar: Die
Erkenntnisse, die ich dadurch gewann, bewirkten keine
wirklichen Erfahrungen. Ich fühlte mich nicht persönlich
bereichert, wurde davon nicht in meiner eigenen Entwicklung vorangebracht.

Das sollte jetzt anders werden. Denn jetzt hatte ich etwas
gefunden, das mich sofort gefühlsmäßig ansprach. Mit einem Schlag wurde mir bewußt, daß dort ein verborgener
Schatz lag, den ich nur zu heben brauchte. Ich sah, daß die
Tätigkeit, die daraus entstehen konnte, Freude und Erfül-
lung ermöglichen würde. Ich erlernte die Aromatherapie –
wurde Aromatherapeut. Ich gab Sitzungen, beriet Menschen, massierte Körper, mischte Düfte. Dann schrieb ich
Bücher darüber – wurde Autor. Ich gab meine Erfahrungen
in Seminaren weiter – wurde Lehrer. Unternehmen fragten
mich um Rat – so wurde ich auch Unternehmensberater. Ich
hatte einen Weg gefunden, um etwas in mir und anderen zu
bewegen. All das ohne schmerzende Therapie, ohne Nebenwirkungen und ohne trockenes Dozieren. Denn Duft ist Leben, sinnliches Erleben. **Bewußtes Leben mit Düften ermöglicht wertvolle, befriedigende Erfahrungen.**

Je mehr ich mich mit Düften beschäftigte und je mehr ich
mit anderen Menschen darüber sprach, um so mehr
Menschen lernte ich auch kennen, die ganz ähnliche Erfahrungen gemacht haben. Im folgenden eine repräsentative
Auswahl der vielen Erfahrungsberichte, die ich im Laufe

**Bewußtes
Leben mit
Düften
ermöglicht
wertvolle,
befriedigende
Erfahrungen**

der vergangenen Jahre in meinen Seminaren gesammelt habe:

Ein junges Ehepaar wünschte sich sehnlichst ein Kind, aber ihr Wunsch blieb lange Zeit unerfüllt, obwohl dem medizinisch gesehen nichts entgegenstand. Im Gespräch mit ihrem Arzt äußerte die Frau, daß ihr der Körpergeruch ihres Mannes seit langem nicht mehr behage. Wir stellten daraufhin gemeinsam für den Mann eine Bodylotion und Gesichtsöl aus natürlichen ätherischen Ölen her, die beiden Partnern zusagte. Ein halbes Jahr später wurde die Frau schwanger.

Eine Frau (56) hegte eine unerklärbare Abneigung gegen Menschen und Umgebungen, die einen bestimmten Duft hatten, den sie nicht beschreiben konnte. Beim intensiven Riechen an einer Flasche Rosenöl wurde sie sehr traurig. Sie erkannte, daß es genau dieser Duft war, der ihre Abneigung auslöste. Auf Befragen, an wen oder was sie dieser Duft erinnere, wurde ihr bewußt, daß es der Duft ihrer Mutter war, der sie ihren frühen Tod nie verziehen hatte. Dieses Erlebnis veranlaßte sie, eine Therapie zu machen. Heute ist sie von dem tiefen Trennungsschmerz erlöst, der ihr der Tod der Mutter bereitete – und sie mag wieder Rosendüfte.

Eine Seminarteilnehmerin berichtete, daß sie immer unter dem muffigen Geruch in ihrem kleinen Büro litt. Ich riet ihr, sich eine Duftlampe mit frischen Zitrusdüften auf den Schreibtisch zu stellen. Bald spürte sie, daß sie sich frischer und besser gelaunt fühlte. Die Abneigung gegen ihre Arbeit war zum großen Teil auf den Geruch zurückzuführen gewesen, der sie gestört hatte.

Ein Spitzensportler arbeitete seit Jahren im gleichen Kraftraum, der in ihm Unbehagen auslöste, wenn andere Sportler vor ihm gearbeitet hatten. Ihm war lange nicht klar, warum. Bis ein Duftgerät mit ätherischen Ölen installiert wurde, das die Körperdüfte eliminierte.

Eine Mutter klagte über Einschlafschwierigkeiten ihrer kleinen Tochter. Sie legte auf mein Anraten einen Duftstein mit Kinderdüften neben das Bett, und seither schläft das Kind bestens.

Eine Familie kümmerte sich um die pflegebedürftige Großmutter. Alle erfüllten diese verantwortungsvolle, nicht leichte Aufgabe im Grunde gerne. Erschwert wurde der Umgang mit der Großmutter nur dadurch, daß diese oft launisch und mürrisch war. Seit sie jedoch eine Duftlampe mit den Lieblingsdüften ihrer Kindheit im Zimmer hat, ist sie ausgeglichener, geduldiger und fröhlicher.

Diese Begebenheiten sind erstaunlich, nicht wahr? Alle diese Menschen haben etwas sehr Persönliches erlebt. Es hat ihr Leben verändert, ihre Lebensqualität entscheidend verbessert. Der Grund dafür war höchst einfach: bewußtes Erleben bzw. gezielter Einsatz natürlicher Düfte. Sie alle erfüllten sich damit langgehegte Wünsche, die von vielen anderen Menschen geteilt werden. Auch Sie können sich auf ähnliche Weise ein Stück Lebensqualität holen, sich eine Erlebniswelt erschließen, die dem heutigen Menschen nicht mehr länger verschlossen sein muß.

Was diese Menschen erfahren haben, entspricht einer tiefverwurzelten Sehnsucht in unserer Zeit: der Suche nach sinnlichem Erleben, dem Wunsch nach Natürlichkeit. Nach einer langen Zeit unkritischen Glaubens an den technischen Fortschritt richtet sich der Blick des Menschen von heute wieder auf die bleibenden, wahren Werte. Wir sehen immer klarer, daß unsere Existenz zum schnellen, technokratischen

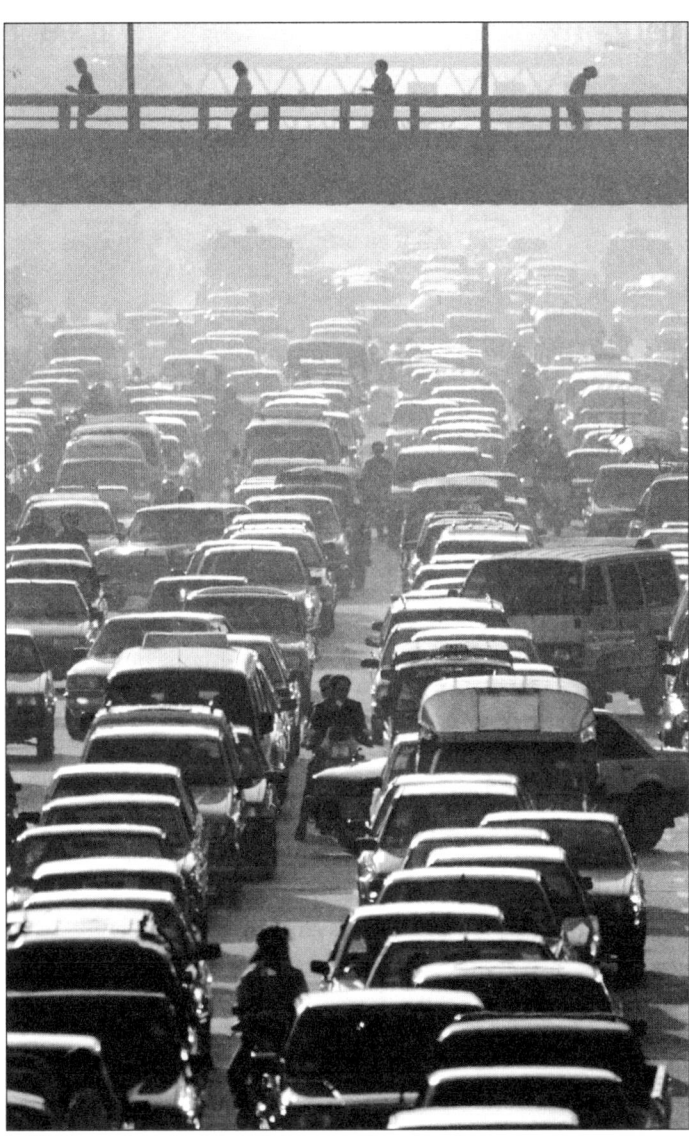

... auf der Suche
nach Sinnlichkeit
und Natürlichkeit

Standardleben geworden ist – synthetisch, modisch, effizi-
ent, praktisch, gewinnbringend, entmystifiziert. Nichts von
alledem aber macht uns wirklich heil und glücklich. So ist es
kaum verwunderlich, daß der Mensch wieder nach etwas
sucht, das sein Herz erfreut, das seine Seele berührt, das ihn
wieder in Harmonie mit sich selbst leben läßt.

Genau das ist es, was die Düfte der Natur in uns bewirken
können. Natürliche Düfte sind nicht einfach nur «Geruch».
Sie sind viel, viel mehr. Sie umgeben uns mit einer feinstofflichen Energie, die auch dann wirkt, wenn wir es nicht
wahrhaben. Natürliche Düfte berühren uns so zart wie der
Flügelschlag eines Schmetterlings. Und doch können sie so
viel in uns auslösen! Ich selbst habe jetzt viele Jahre als Aromatherapeut gearbeitet. Ich habe Seminare abgehalten und
Experimente durchgeführt. Meine Erkenntnisse über den
Zusammenhang zwischen Duft und Befinden wuchsen und
wachsen ständig. Je mehr ich darüber erfuhr, um so mehr
wuchs auch in mir die Frage: Lösen Düfte wirklich nur
durch das physiologische Riechen Reaktionen in uns aus?
Sind alle diese Reaktionen wissenschaftlich erklärbar? Ich
meine heute: Da muß mehr sein, denn es «passiert» ganz
einfach mehr, wenn Düfte so etwas auslösen, wie es in den
obigen Beispielen berichtet wird.

Im Laufe der Jahre gewann ich vertiefte Einblicke in die
geheimnisvollen Kräfte der Düfte, auch jenseits ihrer wissenschaftlich, rein rational erklärbaren Wirkungen. Ermöglicht wurde das durch eine Fülle eigener Erfahrungen und
durch die langjährige Beobachtung der Reaktionen und Erfahrungen vieler anderer Menschen, mit denen ich gearbeitet habe. In diesem Buch werde ich diese Erkenntnisse sy-
stematisch darstellen und vor allem Wege aufzeigen, wie sie
praktisch umzusetzen sind. Jeder kann die «Magie der
Düfte» erfahren! Es kommt nur auf eines an: Gewußt
wie!

Alle Erklärungen im vorliegenden Buch berücksichtigen zwei ganz unterschiedliche Betrachtungsweisen: einerseits die des medizinisch-wissenschaftlichen Modells, andererseits die des «feinstofflich-spirituellen» Erfahrungswissens. Ich will keine neue Theorie begründen, sondern mir geht es in erster Linie um Praktikabilität und Erfahrbarkeit. Beide Betrachtungsweisen stehen sich im Grunde nicht als Gegensätze gegenüber. Zusammen gesehen können sie vieles erhellen, was durch Düfte bewirkt wird, obwohl es bisher noch nicht in allen Einzelheiten erklärbar ist. Niemand kann die Magie der Düfte völlig erklären. Und das ist gut so, denn wir müssen nicht alles erklären können. Würde nicht sonst das Leben sein geheimnisvolles, unerklärbares und wunderbares «Etwas» verlieren?

Schauen wir uns einmal in der Duftwelt von heute um. Düfte begegnen uns allüberall. Bewußt wird diese Begegnung den meisten Menschen jedoch nur vergleichsweise selten, z. B. bei Parfüms, Rasierwässern, Cremes oder Schnittblumen. Mir selbst ging es früher nicht anders. Ausgesprochene «Dufterlebnisse» hatte ich als Kind durch meine katholische Erziehung erfahren: Das Räuchern in der Kirche führte während des Gottesdienstes gleich zweimal zur Ohnmacht. (Danach hielt ich mehr vom Spielen im Park als vom Stillsitzen im Gotteshaus.) Sonst kann ich mich nicht daran erinnern, daß ich Düften große Bedeutung beigemessen hätte.

Schritt für Schritt begann sich immerhin die karge Duftwelt der Nachkriegszeit zu ändern: Das Spülmittel roch nun nach Zitrone, Toiletten bekamen ein Fichtennadel-Flair, Waschmittel etwas Blumiges. Für Rasierwasser und Gesichtscreme gab es immer mehr Duftnoten.

Heute dagegen ist nicht nur einiges, sondern fast alles anders. Düfte bekommen eine völlig neue Bedeutung und

Schritt für Schritt begann sich die karge Duftwelt zu ändern

eine ungeahnte Wichtigkeit. Mehr als 700 (!) Parfümkreationen soll es momentan zu kaufen geben. Es paßt in die Zeit, daß nicht mehr mit dem Duftcharakter, sondern mit dem Erlebnischarakter geworben wird: Dieses Parfüm läßt «Gefühle zeigen», jenes kommt verpackt in einem «Trésor» daher (also sehr wertvoll). Nackte Körper werben für Lust auf Duft. Das klingt nicht schlecht, und es wirkt bisweilen auch so, wie wir später erfahren werden – und selbst nutzen können. In der Kosmetik geht es ähnlich zu: Da gibt es eine «Wellness Essence», also Wohlbefindensessenz, die Ihre Haut mit einzigartiger Aromatherapie (!) verwöhnt. Man massiert und wäscht das Haar mit ätherischen Ölen anstatt mit künstlichen Parfümstoffen. Hätten wir diese Anzeigen vor zehn Jahren gelesen, hätten wir wohl kaum verstanden, um was es hier eigentlich geht. Heute aber ist uns allen klar: Duft und Wohlbefinden stehen «irgendwie» in einem Zusammenhang. Aus diesem «Irgendwie-Wissen» ein gesichertes, praktisch anwendbares Wissen zu machen – dafür ist dieses Buch da.

Düfte hatten für die frühen Hochkulturen eine Vielfalt von Bedeutungen

Wenn wir einmal zurückblicken in der Kulturgeschichte der Düfte, finden wir zahllose Beispiele dafür, daß die Menschen mit dem Dufterlebnis von jeher etwas Besonderes verbanden. Düfte hatten für die frühen Hochkulturen eine Vielfalt von Bedeutungen. Sie hatten etwas Mystisches und Reinigendes, etwas Heilendes und Läuterndes – oder auch etwas Lustvolles. Die alten Chinesen verbrannten Moschuskörner zur Behebung sexueller Blockaden. Die Inder waren davon überzeugt, daß ätherische Öle nicht nur dazu da waren, um uns gut duften zu lassen und unsere Körper zu pflegen. Sie benutzten sie auch, um Geist und Seele in Kontakt mit dem höheren Selbst zu bringen, jener geheimnisvollen Instanz in uns, die uns kraft Intuition immer wieder auf den richtigen Lebensweg bringt. Der Ayurveda kennt den

Gebrauch z. B. von Sandelholz zur Läuterung von Körper und Geist seit Tausenden von Jahren. Indien und die angrenzenden Länder sind auch heute noch «ein einziges Dufterlebnis». Ständig wird Räucherwerk abgebrannt, überall duftet es intensiv. Es sei allerdings auch vermerkt: Für den westlichen Menschen kann das in geschlossenen Räumen zur Belastung für die Lunge werden, da zuviel ungewohnte Schwebstoffe (Duftträger) inhaliert werden.

Auch die Ägypter legten großzügige Duftgärten an. Die Pharaonen weilten an Rosenwasser-Teichen und erhielten in ihre Grabstätten Duftgefäße als «Reisegepäck ins Jenseits» mit. Die Ziele dieser Beduftungen von Tempel, Heim und Körper waren einerseits die Heilung der Psyche und des Geistes, die Steigerung der Lebensfreude und des Wohlbefindens, andererseits aber auch die spirituelle Erhebung in Meditation und Gebet.

Steigerung der Lebensfreude und des Wohlbefindens

Das Thema Spiritualität ist ja auch bei uns wieder aktuell. Unser Überleben auf diesem Planeten ist ohne eine ganzheitliche, natürlichere Lebensweise wohl undenkbar geworden. Nach wie vor werden Düfte von vielen spirituellen Gemeinschaften, vor allem in den östlichen Religionen, genutzt. Auch die römisch-katholische Kirche pflegte stets den Umgang mit Räuchermitteln, den sie von den Ägyptern, Babyloniern und Griechen übernahm. Läßt man die von Katholiken benutzten Düfte Labdanum, Galbanum, Styrax, Zimt, Myrrhe, Olibanum und Sandelholz (als «Weihrauchmischung» bekannt) bewußt auf sich wirken, erfährt man tatsächlich eine tiefe Entspannung. Wir werden später sehen, welche Regionen des Gehirns durch welche Düfte beeinflußt werden können. Das Weihrauchöl, auch Olibanum genannt, hat jedenfalls bewußtseinserweiternde Eigenschaften und findet sich zu Recht in der kirchlichen Duftmischung. Interessanterweise enthalten fast alle diese Düfte auch moschusähnliche, androstenol- bzw. androstenonartige Duftstoffe, die an die Körperdüfte des Menschen erinnern und eine sinnliche Stimulation und gesteigertes Wohlbefinden auslösen.

Wir moderne Menschen legen großen Wert auf den Verstand, die Ratio, die «mentale Leistungsfähigkeit». Wir sind einer ständig zunehmenden Informationsflut ausgesetzt und müssen immer neu dazulernen. Um all das zu bewältigen, werden nicht selten Drogen – Nikotin, Koffein und noch Schädlicheres – genossen. Wir haben offenbar ganz vergessen, daß es auch viel gesündere Methoden gibt, die uns genauso stimulieren können. Naturvölker wie die nordamerikanischen Indianer kannten zahlreiche Kräuter, Hölzer und Früchte, die zur Räucherung genommen wurden, um in tranceartige oder euphorische Zustände zu gelangen. Zum Teil werden solche Rituale heute noch durchgeführt. So nehmen die Hopi in Nordamerika Smudge-sticks, gepreßten trockenen Salbei, zur Einstimmung für rituelle Tänze, um eine nichtalltägliche Ebene des Bewußtseins zu erreichen. Wer seelisch krank war und den Kontakt zu seinem Selbst verloren hatte, wurde durch Düfte «geerdet», d. h. zentriert, geheilt, heimgeführt. Das wäre doch auch für uns ein brauchbarer Ansatz, um den vielfältigen psychischen Fehlfunktionen und Angstzuständen zu begegnen, die zu wahren Zivilisationskrankheiten geworden sind. Die Wirkungen eines bewußten, harmonischen Dufterlebnisses auf Motivation, Glücksgefühl, Wohlbefinden und körperliche Funktionen können weitreichend sein.

Die Wirkungen eines bewußten, harmonischen Dufterlebnisses können weitreichend sein

Daß die Düfte bestimmter Pflanzenauszüge auch medizinisch von Bedeutung sind, war in Europa früher sehr wohl bekannt. Aufmerksamkeit erregten die luftreinigenden, desinfizierenden Wirkungen von Pflanzendüften in der Zeit der großen Pestepidemien. Man stellte fest, daß Menschen, die in Lagerhäusern mit Rosmarin, Thymian, Wacholder, Salbei, Lorbeer, Weihrauch, Zeder und anderen Kräutern und Essenzen arbeiteten, deutlich weniger von der furchtbaren Seuche befallen wurden. Folgerichtig wurde damals mit diesen Pflanzen geräuchert, um Krankenlager zu desinfizieren. Heute werden natürlich die entsprechenden ätherischen Öle zur Desinfektion der Raumluft genutzt.

Nach so viel Sauberkeit und Reinheit nun zu ihren «Gegenspielern» Lust und Sex. Schon die Königin Kleopatra soll, wie es heißt, den römischen Feldherrn Antonius mit exotisch-sinnlichen Düften dazu verführt haben, ihr Lager zu teilen – allerdings mit politischen Hintergedanken: um ihn dadurch von einer Besetzung Ägyptens abzuhalten. Was schon von den alten Hochkulturen Afrikas, Asiens und Südeuropas geschätzt wurde, das fand sich später auch in den klimatisch rauhen und ehemals kulturell rückständigen nördlichen Gefilden wieder: Franzosen machten die Parfüms bekannt, Engländer entwickelten die erste Seife, und seit Mitte des letzten Jahrhunderts erblühte eine moderne Duftkultur. Vorher waren Duftessenzen von denen, die sie sich leisten konnten, zur Überdeckung wenig schmeichelhafter Körpergerüche verwendet worden. Jetzt aber galt das Interesse dem Bestreben, die persönliche Attraktivität und das sinnliche Erleben zu steigern.

In der Tat: Nicht wenige Pflanzendüfte können die «Lebenssäfte» vom Kopf in den Unterleib lenken und das schwache Fleisch via Hormonschub beleben. Wenn sich der Römer nach seinen Feldzügen in Bädern mit Iris, Rose und Myrte erholte und körperlich stimulierte – warum sollte uns heutigen Menschen angesichts von Streß, Anspannung und Leistungsdruck dasselbe nicht auch helfen? Unsere modernen Lebensumstände bieten nicht gerade die idealen Voraussetzungen für Sinnlichkeit und Entspannung. Gerade wenn Sex mehr sein soll als rein körperlicher Genuß, können sinnliche Freuden und seelisches Erleben sich gegenseitig befruchten und steigern. Auch dadurch wird das zuneh-

Düfte sind Pforten zu intensiverem Erleben auf allen Ebenen der Erfahrung

mende Interesse an der psychischen Wirkung von Düften erklärlich. Düfte sind, wie wir sehen werden, Pforten zu intensiverem Erleben auf allen Ebenen der Erfahrung. Um diese Pforten zu öffnen, müssen wir jedoch umdenken. Wir müssen uns nicht nur neuen Erkenntnissen öffnen, sondern auch altes Wissen neu entdecken.

Was ist von all den bewährten und wirksamen, über Jahrtausende hinweg praktizierten Methoden, die geheimnisvolle Kraft der Düfte zu nutzen, eigentlich übriggeblieben? Sie sind vergessen, verkümmert, wie auch unser Riechsinn verkümmert ist. Unser Riechsinn führt ein dumpfes Dasein, unbeachtet, wenig genutzt. Wir moderne Menschen komponieren Musik, wir malen Bilder, schreiben Bücher, verschönern unsere Körper, aber unserem fundamentalsten Wahrnehmungssinn bieten wir wenig belebende Reize. Von muffigen Büros, verqualmten Restaurants und abgasgeschwängerter Luft gequält, muß unsere Nase erst wieder lernen, auf Anreize zu reagieren, die unsere Lebensfreude steigern.

Was hat uns davon abgehalten, die wertvollen und erfreulichen Sinnesreize der Düfte und Duftessenzen weiter zu nutzen, obwohl sie doch so tiefe und heilende Wirkungen auf Körper, Geist und Psyche haben? Es muß etwas damit zu tun haben, daß alles, was nicht rational, sondern «nur» gefühlsmäßig erfahrbar ist, von der modernen westlichen Zivilisation als unwichtig verworfen wurde. Viel überliefertes Wissen wurde in den Bereich der Zauberei und Phantasterei verwiesen. Was mußten Heilerinnen («Hexen»), Alchimisten und Forscher erleiden, die behaupteten, zwischen Himmel und Erde gäbe es mehr als das, was wir sehen und beweisen können!

Immer noch zögernd, aber doch unaufhaltsam verabschiedet sich nun ein Zeitalter der Unbewußtheit, der Angst und Unterdrückung emotionaler Impulse, in dem Sinnlichkeit, Lebensfreude und Schönheit die Ausnahmen bildeten. Immer mehr Physiker, Biologen und andere Wissenschaftler berichten über neue Erkenntnisse, die als Teil uralter Überlieferung allerdings schon seit Jahrtausenden als wahr erkannt wurden: daß in dieser Welt alles energetisch miteinander verbunden ist, Mensch und Pflanze, Kosmos und Erde, Atom und Molekül – alles in einem Energiefeld, wo alle Details aufeinander wirken. Selbstverständlich werden wir Menschen auch von den Düften der Natur beeinflußt – um so mehr, wenn wir sie richtig einzusetzen wissen.

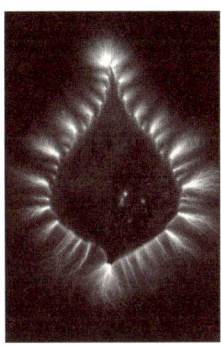

Energiefeld eines Birkenblattes, sichtbar gemacht durch Kirlian-Fotografie

Duftstoffe wurden früher mit aufwendigen Methoden hergestellt und auf langen Handelswegen über Meere transportiert. Einst kostbare Substanzen, lassen sie sich heute einfach und preisgünstig gewinnen und schnell transportieren: Sandelholz aus Indien, Narde aus Nepal, Ylang-Ylang von den Komoren, Weihrauch aus dem Jemen, Fichte aus Sibirien, Rose aus Marokko, Eisenkraut aus den Anden, Limette aus der Karibik. Was früher nur für besondere Anlässe, Zeremonien und Feiern benutzt wurde, was Priestern, Schamanen, Reichen und Adligen vorbehalten war, ist jetzt uns allen zugänglich.

Die Aromatherapie, das Heilen mit Düften, hat sich als alternative, ganzheitliche Methode seit einigen Jahren etabliert. Sie hat viel dazu beigetragen, den Duft in die Welt zurückzubringen. Gäbe es nicht Praxisberichte und Erkenntnisse der Therapeuten über die Wirkungen von Düften auf Menschen, dann wäre auch dieses Buch nicht möglich. Wie immer, liefern uns Wissenschaft und Forschung die theoretischen Grundlagen, um zu verstehen, wie etwas geschieht und warum es geschieht. Nun sind wir an dem Punkt, da dieses Wissen umgesetzt werden kann, um allen zu dienen. Die Welt der Düfte wird vom Menschen von heute wiederentdeckt!

Ist es da ein Wunder, daß das Marketing mit Düften auch viele Wirtschaftszweige erfaßt hat? Schon finden wir Firmen, die einen «corporate scent» führen, d. h. sich als Unternehmen mit einer individuellen Duftnote darstellen. Produkte werden beduftet und suggerieren damit einen höheren Wert. Autos duften nach kostbarem Leder, obwohl das gesamte Inventar aus Kunststoff ist. Oder die Duftdesigner lassen den männlichen Käufer in die «Moschusduft-Falle» gehen. Japanische Firmen senken die Fehlerquoten und bekämpfen die Müdigkeit ihrer Mitarbeiter mit Raumdüften, die von automatischen Duftanlagen versprüht werden. Dort scheint man bereits erkannt zu haben, welche Möglichkeiten diese «schöne neue Duftwelt» bietet: In Japan beträgt der Anteil der Produkte für Raumbeduftung bereits 25 % des gesamten Duftmarktes! In amerikanischen Einkaufszentren (Malls) werden die Verbraucher mit vielfältigsten Aromen bombardiert (was oftmals in eine schrille Disharmonie der Düfte ausartet), um den Verbraucher in jeden Laden zu locken. Ob Glühwein oder frischgebackener Kuchen – alles läßt sich im Grunde für die ungeschulte Nase simulieren. Eine mir bekannte Aromatologin aus New York wurde beauftragt, einen Duft herzustellen, der wie Hefekuchen mit Nüssen und Rosinen riecht. Wir ahnen, was die Großbäckerei, die das in Auftrag gab, damit vorhatte. Solche Verführungskünste sind aber nicht das Privileg japanischer oder amerikanischer Marketingstrategen: Auch in Europa haben die Verkaufsprofis das Aromatisieren entdeckt. Sogenannte Psycho-Düfte, die den Umsatz steigern sollen, die den Appetit anregen, Waren frischer und leckerer, Kleidungsstücke hochwertiger erscheinen lassen, sind auf dem Vormarsch.

Angesichts dieses beklemmenden Szenarios möchte ich ausdrücklich betonen: Wer sich von diesem Buch neue Möglichkeiten der Manipulation erhofft, wird enttäuscht

Ob Glühwein oder frischgebackener Kuchen – alles läßt sich für die ungeschulte Nase simulieren

werden. Mir geht es darum, eine Brücke zu schlagen: von der Aromatherapie mit ihren vielfältigen Möglichkeiten der Harmonisierung, Stärkung und Entspannung des Menschen auf körperlicher, mentaler und emotionaler Ebene – hin zur Verbesserung der Lebensqualität durch den bewußten Umgang mit natürlichen Düften in allen Lebensbereichen. Und zwar ohne daß dazu eine therapeutische Notwendigkeit gegeben sein muß. Kurz, es geht mir um praktische, allgemein zugängliche Möglichkeiten einer Steigerung des Wohlbefindens durch gezielten Einsatz unverfälschter ätherischer Öle. Damit soll die (Hemm-)Schwelle der Therapie überschritten werden und das bewußte Erleben der Düfte Ihr Leben bereichern, verschönern und harmonisieren. Damit betrete ich ein ganz neues Gebiet, was dem Leser meiner bisherigen Bücher sofort auffallen wird. Ich wünsche Ihnen viel Freude bei der (Wieder-)Entdeckung der Welt der Düfte!

Wer sich von diesem Buch neue Möglichkeiten der Manipulation erhofft, wird entäuscht werden

Düfte aus der Natur, Duftstoffe aus der Retorte

Alle Empfehlungen und Rezepte in diesem Buch beziehen sich ausschließlich auf natürliche Düfte. Und dies aus gutem Grund, denn «Duft» ist nicht gleich «Duft», auch wenn Sie dieser Tatsache bisher wenig Beachtung geschenkt haben.

In vielen Dingen, die wir tagtäglich benutzen, findet sich eine Fülle synthetischer Duftstoffe: in der Zahnpasta, im Duschgel, in Lebensmitteln und Genußmitteln, in Raumsprays und Reinigungsmitteln, in Kleidung, Textilien und vielem anderen mehr. Daran haben Sie sich vielleicht schon so sehr gewöhnt, daß es Ihnen gar nicht mehr auffällt.

Die Erfindung der Synthetisierung von Düften war sicherlich ein großer Erfolg für Wissenschaft und Technik. Mehr als hundert Jahre liegt es zurück, daß die ersten Duftstoffe im Labor erzeugt wurden. Diese künstlichen Düfte besitzen zweifelsohne den Vorteil, daß sie nahezu unbegrenzt und in stets gleichbleibender Qualität zur Verfügung stehen. Auch sind sie wesentlich preiswerter als ihre Vorbilder aus der Natur. Bei der Duftmaskierung, d. h. der gezielten Überdeckung unerwünschter Gerüche durch angenehme Düfte und zur «Imageliftung» einer Ware, werden sie gern verwendet. Unter bestimmten Gesichtspunkten erscheint dies auch durchaus angebracht. Es wäre sicher nicht wünschenswert, die begrenzten Ressourcen natürlicher Duftstoffe für triviale, manipulative Zwecke auszubeuten. Kritisch betrachten sollte man die einschlägigen Praktiken von Werbung, Handel und Industrie aber dennoch.

Es ist unmöglich, eine natürliche Pflanzenessenz völlig authentisch nachzubilden

Auch die synthetischen Öle sind ursprünglich aus einem Stück Natur entstanden. Es ist jedoch unmöglich, eine natürliche Pflanzenessenz völlig authentisch nachzubilden. Wenn wir bis heute nicht einmal alle Inhaltsstoffe ätherischer Öle genau kennen, dann kann man auch keine absolut «naturgetreuen» synthetischen Düfte produzieren. Außerdem enthält der synthetische Stoff stets Reste der zur Herstellung verwendeten Lösungsmittel. Würde man diese völlig entziehen, wäre auch der künstliche Duftstoff viel teurer.

Das Entscheidende aber ist: Auf synthetische Duftstoffe reagieren wir Menschen ganz anders als auf natürliche Düfte. Zwar verweisen alle namhaften einschlägigen Institute wie das Monell-Institut, Philadelphia, oder die Forschungsabteilung von International Fragrance & Flavors, New Jersey, darauf, daß die meisten ihrer Untersuchungen mit synthetischen Düften gemacht wurden. Selbstverständlich aber konnten sie dabei auf beste Qualitäten zurückgreifen. Was dagegen der Normalverbraucher auf dem freien Markt als synthetische Raumdüfte (die Dufttanne für das Auto, Fliederspray fürs Wohnzimmer, der Duftstein für die Toilette usw.) angeboten bekommt, ist alles andere als erste

Klasse! Als mögliche Nebenwirkungen künstlicher Duftstoffe, vor allem minderwertiger Qualität, müssen erwähnt
werden: Nervenreizung, Hautreizung, Übelkeit, Konzentra-
tionsprobleme, Verwirrtheitszustände, Allergien. Auch ist
auf die «multiple chemical sensitivity» zu verweisen: ein
sich verbreitendes Syndrom, d. h. ein Symptombündel, bei
dem der Mensch gleich auf eine Vielzahl von chemischen
Substanzen allergisch reagiert.

Die dramatische Zunahme von Allergien gegenüber der
Chemie in Nahrung und Umwelt verbietet vielen Menschen
von vornherein den Umgang mit synthetischen Düften.
Auch das «Sick-Building»-Syndrom dürfte weiter verbreitet
sein, als uns bewußt ist: Gemeint ist der gesundheitsschädliche Einfluß von Gebäuden, die aufgrund ihrer Baumaterialien, Farbstoffe, Bodenbeläge und Einrichtungsgegenstände die dort lebenden oder arbeitenden Menschen krank
machen. Angesichts solcher Verhältnisse zusätzlich noch
synthetische Duftstoffe zu verwenden, beispielsweise um
die Leistungsfähigkeit der Arbeiter zu steigern, Fehlerquoten zu verringern usw. wäre geradezu verantwortungslos.
Es ist eine Tatsache, daß synthetische Düfte in hoher Dosierung Streß verursachen.

Charakteristisch für die synthetischen Düfte ist, daß sie,
obwohl aus natürlichen Substanzen gewonnen und natürlichen Düften bisweilen täuschend ähnlich, doch niemals
dieselben biochemischen Informationen und dieselben feinstofflichen Energien auf unseren Organismus übertragen
können wie ein natürliches ätherisches Öl. Mit einem Wort:
Synthetische Duftstoffe haben keine «gewachsene Lebensenergie». Sie sind im Grunde tot. Natürliche Düfte dagegen
übertragen Informationen und Energien auf gesundem
Wege auf den menschlichen Organismus. Darin besteht,
einfach gesagt, das Geheimnis ihrer phänomenalen Wirkung.

**Synthetische
Duftstoffe
haben keine
«gewachsene
Lebensenergie»**

**Allein natür-
liche und reine
ätherische Öle
transportieren
echte Lebens-
energie**

Im Sinne der Anwendung von Düften, wie sie dieses Buch lehrt, ist das synthetische Öl oder der künstliche Duftstoff unbrauchbar. Empfohlen werden hier einzig und allein natürliche und reine ätherische Öle. Nur sie enthalten die Kräfte des ursprünglichen Energiefeldes der Pflanze, aus dem sie gewonnen wurden. Sie transportieren echte Lebensenergie!

Bei der Anwendung ätherischer Öle findet eine Übertragung von Informationen und Kräften statt. Diese Wirkung kann sich sowohl bewußt als auch unterbewußt – d. h. jenseits bzw. unterhalb unserer bewußten Wahrnehmung, gewährleistet durch Übertragungssysteme im psychischen und biologisch-neurologischen Bereich, vollziehen.

Ätherische Öle sind ein in sich ausgewogenes System vieler einzelner Stoffe. Sie sind organisch, lebendig, und jedes für sich repräsentiert eine ganz spezielle Qualität. Diesen besonderen Charakter eines bestimmten Öls bezeichnen wir als sein Stimmungsbild, z. B. die Klarheit bei Lavendel, die Tiefe bei Vetiver oder die Fröhlichkeit bei Orange. Dieses reine, unverfälschte Stimmungsbild läßt sich mit einem synthetischen Duftstoff niemals erreichen.

Manche sensitive Menschen können spüren, was mit dem Energiefeld eines Menschen geschieht, der sich mit synthetischen Düften umgibt. Eine Energiefeldspezialistin, die mit Ärzten an der Früherkennung von Krankheiten und psychosomatischen Störungen arbeitet, berichtete mir, daß sich das Energiefeld des Menschen – die Aura – zusammenzieht oder sogar ganz zusammenfällt, wenn ein Patient mit synthetischen Duftölen berührt wird oder auch nur deren Duft aus der Flasche riecht. Solange ein künstlicher Duft im Raum verbleibt, bleibt auch das Energiefeld des Menschen in sich zusammengezogen. Ganz anders bei natürlichen Düften: Je nach ätherischem Öl dehnt sich das menschliche Energiefeld in individuelle Richtungen und Entfernungen aus. Stets werden diese Ausdehnungen der Aura vom Betreffenden als wohltuend erlebt, auch wenn er selbst sie nicht immer bewußt nachvollziehen kann.

Düfte entscheiden mit über Sympathie und Antipathie

Zum Riechen ist die Nase da – soviel ist sicher. Die Unsicherheit beginnt aber schon dann, wenn wir sagen sollen, was dabei genau geschieht, wenn wir etwas riechen. Deshalb ist es auch nicht möglich, bis ins letzte Detail zu bestimmen, wie unser olfaktorischer (Geruchs- oder Riech-) Sinn unser Verhalten, Wahrnehmen, Denken und Fühlen beeinflußt. Wußten Sie eigentlich, daß es ist nicht nur die Nase ist, die Düfte wahrnimmt?

- Sie haben einen Riechsinn für die Düfte in der Luft, die Sie einatmen. Er beeinflußt Ihre mentale Aktivität, Ihr Erinnerungsvermögen, Ihr Gedächtnis, Ihre Stimmungen und Gefühle, Ihr körperliches Befinden, Ihr Hormonsystem und Ihr Immunsystem.
- Sie haben ein «Vasonomerales Organ», das Düfte wahrnimmt, die Sie nicht bewußt riechen und deshalb auch nicht erkennen können. Es steuert nichtsdestoweniger Ihr Verhalten.
- Sie haben einen Trigeminusnerv, der Ihnen Eindrücke von heiß, kalt, stechend und brennend meldet und Ihnen damit auf ganz fundamentaler Ebene zur Orientierung in der Umwelt verhilft.
- Ihr Körper als Ganzes ist ein Resonanzkörper, der auf die subtilen Schwingungen von Düften reagiert. Die Folgen dieser feinstofflichen Schwingungen sind vielfältige körperliche, mentale und geistig-seelische Wirkungen.

Wußten Sie eigentlich, daß nicht nur die Nase Düfte wahrnimmt?

Soweit ein stichwortartiger Überblick, der sowohl die medi-
zinisch-wissenschaftliche als auch die subtil-feinstoffliche
Ebene berücksichtigt. Was geschieht nun genau beim Riechen? Begleiten Sie mich auf dem Weg der Düfte in unser
Gehirn, wo sie jene Wirkungen hervorrufen, die uns hier besonders interessieren.

In unserer Luft befinden sich durchschnittlich etwa eine
halbe Million chemischer Verbindungen. Davon kann der
menschliche Riechsinn ca. 10 000 verschiedene Düfte schon
in minimalen Konzentrationen innerhalb von Sekunden-
bruchteilen wahrnehmen und unterscheiden. Nur muß man
sich über eines sehr klar sein: Das bedeutet nicht, daß wir
uns der regen Tätigkeit unseres Riechsinns immer bewußt
werden. Um Düfte bewußt wahrzunehmen, muß ein Duftstoff in einer bestimmten Konzentration vorhanden sein.
Erst dann beginnen wir den Duft zu «riechen», d. h. ihn
wahrnehmend zu erfahren. Die Leistungsfähigkeit des
menschlichen Riechsinns wird von der olfaktorischen Wahr-
nehmungsfähigkeit vieler Säugetiere und Insekten bei wei-
tem übertroffen. Von den vergleichsweise wenigen Düften,
die wir bewußt wahrnehmen, vermögen wir – je nach individueller Empfindlichkeit des Riechsinns – wiederum nur
einige hundert zu unterscheiden und zu bezeichnen, ihnen
also einen Namen zu geben. Sogenannte «Nasen», die pro-
fessionellen Parfümkompositeure, sind allerdings in der
Lage, über tausend Düfte nicht nur zu erkennen und zu bezeichnen, sondern sich ihrer sogar nach langer Zeit noch zu
erinnern.

Es ist davon auszugehen, daß der Riechsinn im Laufe der
menschlichen Stammesgeschichte eine recht weitgehende
Degeneration erlebte. Vor etwa 100 000 Jahren, als wir noch
der Homo erectus waren, konnten unsere Vorfahren sehr
wahrscheinlich noch an einer weit größeren Vielfalt von
Düften bewußt teilhaben. Die Menschen lebten damals in

kleinen Gruppen zusammen. Irgendwann kam die Geschichte an den Punkt, wo sich innerhalb der Stämme und Gruppen Paare bildeten, die zusammenblieben, um sich gemeinsam um die Aufzucht des Nachwuchses zu kümmern: Die Zweierbeziehung war geboren.

Diese soziologische Neuheit, wir können es uns lebhaft vorstellen, brachte manche Veränderung mit sich. Ein Problem, das uns hier besonders interessiert, war dies: Der feine Riechsinn des damaligen Menschen brachte aufgrund der nun gegebenen Nähe des Zusammenlebens von Mann und Frau eine verstärkte Wahrnehmung der geschlechtsspezifischen Körperdüfte mit sich. Nein, als Problem wurde wohl nicht empfunden, daß sich keiner duschte und es auch noch keine Flüssigseife zu kaufen gab. Das Problem bestand vielmehr darin, daß die Menschen in jener Zeit auf die Körperdüfte des anderen Geschlechts sexuell sehr intensiv reagierten. Sexuelle Lust wurde bei allen Männern entfacht, sobald ein weibliches Stammesmitglied ovulierte. Die Hebung des Östrogenspiegels der Frau bewirkte bei ihr verstärkte Körperdüfte und signalisierte den Männern, daß diese Frau jetzt befruchtet werden konnte. Um die Paarbildung zu etablieren und zu erhalten, ließ sich die Natur gleichsam einen Trick einfallen: Der Riechsinn wurde desensibilisiert. Dazu mußten die sexuellen Duftinformationen im Großhirn so zerstreut werden, daß sie keinen dominierenden Einfluß mehr auf das affektive Verhalten des Menschen, dessen Steuerung sich dem Willen entzieht, hatten. Das jedenfalls ist die Erklärung von Geruchsforscher Dr. Michael Stoddard. Sollte diese Theorie richtig sein – und vieles spricht dafür –, ist jedenfalls eines ganz klar: Es besteht keine Möglichkeit, einen heutigen Menschen mit «Sexualduftstoffen» so zu manipulieren, daß sein Verstand oder Wille ganz ausgeschaltet wird.

Dennoch besitzen auch für uns heutige Menschen die kör-

Der feine Riechsinn des damaligen Menschen wurde desensibilisiert

pereigenen Duftstoffe eine sehr große Bedeutung. Wir alle scheiden nämlich über unseren Schweiß sogenannte Pheromone, chemische Signalstoffe, aus. Sie werden nicht mit dem gewöhnlichen Riechsinn, sondern einem winzigen Organ im unteren Bereich der Nase, dem «Vasonomeralen Organ», wahrgenommen. 50 % aller Männer und 10 % aller Frauen können die Substanz Adrostenon des Achselschweißes zwar nicht riechen, aber dennoch ruft sie – man kann es mit einem EEG beweisen – eine eindeutige Hirnwellen-Reaktion hervor. Der Grund dafür liegt auf der Hand: Wir nehmen eben unterbewußt weit mehr Düfte wahr, als wir bewußt erkennen können. Auch die Körperdüfte, die wir nicht riechen können, übermitteln uns unterbewußte Botschaften über das physische, psychische und sexuelle Befinden anderer Menschen. Sie sind ein unterbewußtes Kommunikationsmedium. Das Vasonomerale Organ leitet seine Wahrnehmungen als elektrische Impulse über den vasonomeralen Nerv und den Nervus terminalis an den Hypothalamus, unser Gefühlszentrum im Gehirn. Das läßt schon ahnen, was geschehen kann: Pheromone können das Verhalten jedes Mitgliedes derselben Spezies verändern. Zwölf Signalstoffe dieser Art hat man bisher gefunden.

Wir nehmen unterbewußt weit mehr Düfte wahr, als wir bewußt erkennen können

Vor 35 Jahren begann die Geschichte der Entdeckung der Pheromone. Der amerikanische Arzt Dr. David Berliner sammelte Hautreste von Gipsverbänden für seine Forschungen über die Zusammensetzung der menschlichen Haut. Damit die Proben haltbar blieben, legte er sie in eine Fettcreme. Was ihm nicht bewußt war: Damit wendete er ein Verfahren zur Gewinnung von Duftstoffen aus organischen Substanzen an, das seit Jahrhunderten praktiziert wird und im Fachjargon als «Mazeration» bezeichnet wird. Eine «Nebenwirkung» der Arbeit des Forscherteams war also die Gewinnung der Duftstoffe der menschlichen Haut. Dr. Berliner und seinen Mitarbeitern fiel irgendwann auf, daß ihr Umgang miteinander immer erstaunlich entspannt und heiter war, wenn sie sich mit diesem Material beschäftigten, selbst dann, wenn ihre Arbeit stressig und anstrengend war.

Seitdem arbeitet Dr. Berliners Unternehmen an der Erforschung der Pheromone, um sie eines Tages zu synthetisieren und als Bestandteil von Parfüms zu verwenden. Ein genialer Schachzug der Wissenschaft, könnte man sagen, doch leider auch irgendwie typisch für unsere «schöne neue Welt», in der alles machbar und marktfähig sein muß. Wozu die ganze Arbeit, wenn wir doch selbst ständig diese Signalstoffe kostenfrei herstellen? Wäre da nicht die Sache mit der ständigen Reinigung des Körpers, dem täglichen Wegwaschen, Schrubben und Überdecken aller Duftsignale – würden wir dann nicht schlicht und ergreifend aufgrund unseres natürlichen Körperduftes liebevoller miteinander umgehen und streßfreier leben? Dies ist keine rhetorische Frage, denn längst ist wissenschaftlich bewiesen: Die Wirkung der Pheromone trägt dazu bei, daß wir angstfrei bleiben bzw. werden; damit sind sie eine Art natürlicher «Einbausperre» unseres Organismus gegen Streß.

Die Pheromone sind eine Art natürlicher «Einbausperre» unseres Organismus gegen Streß

Zu den Körperdüften, die er riechen kann, hat der moderne Mensch leider oft eine negative Einstellung, sobald ihre Konzentration die Bewußtseinsschwelle überschreitet. In bizarrer Weise versucht er, sie soweit wie möglich zu eliminieren, obwohl sie ein wichtiger Informationsträger im sozialen und sexuellen Bereich sind und Sympathie, Entspannung und Wohlbefinden unter Menschen bewirken. Von allen Primaten haben Menschen die meisten Schweiß-, Talg- und Duftdrüsen (letztere im Bereich der Achseln, des Anus und der Genitalien), so daß sie der Zoologe als Duftorgane bezeichnen würde. Schämen wir uns unseres Körpergeruchs? Oder wollen wir unser wahres Befinden verstecken?

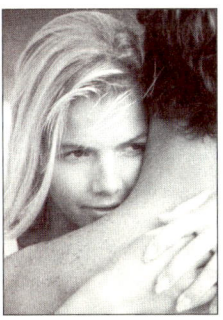

Düfte entscheiden mit …

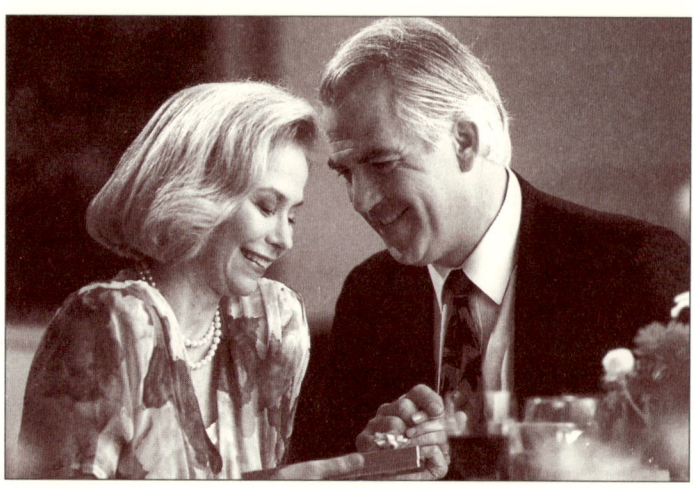

… über Sympathie
oder Ablehnung

   Der menschliche Körper produziert einen ganzen Cocktail
der Körperdüfte: Dieser besteht aus den Düften des Achselschweißes (Androstenon – urinartig, Androstenol – moschusartig, 3-Methylhexansäure – schweißig), denen der
Kopfhaut (Laktone – pfirsisch- oder nußartig) und denen
der Genitalsekrete (Buttersäure, Fettsäure). Hinzu kommt
eine Vielzahl weiterer Düfte, die noch kaum erforscht, ge-
schweige denn klassifiziert sind. Sexuell stimulierend wirken vor allem die Genitalsekrete, deren Duft bei geschlecht-
licher Erregung deutlicher wahrnehmbar wird. Dies ist auf
eine erhöhte Körpertemperatur und einen stärkeren Ausfluß
dieser Flüssigkeiten zurückzuführen. Aber auch jenes geringere Maß, das wir alle ständig ausströmen, wirkt auf unsere
Mitmenschen: je näher wir uns kommen, desto stärker.
   Da Sex und Erotik immer schon eine große Rolle im
menschlichen Leben spielten, ist es keine Überraschung, daß
man nicht erst gestern auf die Idee kam, die natürlichen Se-
xual-Lockstoffe nachzuahmen. So nutzten viele alte Kultu-

ren Pflanzendüfte wie Weihrauch, Myrrhe, Muskatblüte, Styrax, Tonka, Zimtblüte, Patchouli, aber auch tierische Sekrete wie die des Moschushirschen und der Zibetkatze, um die Geschlechtslust zu stimulieren. Im 17. Jahrhundert wurde in Frankreich wohlhabenden Paaren das «Elixir de Magnanimité» verabreicht. Diese Mischung aus Orchidee, Ambraöl, Moschussekret, Gewürznelke und Muskat erzeugte einen sehr charakteristischen, scharfen «Ziegenduft». Wenn wir historischen Berichten Glauben schenken dürfen, stärkte sie das Begehren der Frau und die Potenz und Ausdauer des Mannes. Wir müssen darin wohl auch eine Bestätigung der Vermutung sehen, daß in puncto Duft der Zeitgeschmack einem spürbaren Wandel unterworfen ist …

Forscher des Max-Planck-Instituts haben in Versuchen nachgewiesen, daß der Duft des Vaginalsekrets selbst bei schlafenden Männern einen schnelleren Herzschlag bewirkt und angenehmere Träume hervorruft (deren Inhalt allerdings diskret verschwiegen wurde). Für Versuche außerhalb des Labors ist es nicht unwichtig, zu wissen, daß auch die Düfte von Orange, Mandarine, Vanille und Muskat ganz ähnliche Wirkungen hervorbringen. Die Pheromone steuern jedoch nicht allein unser Sexualverhalten mit. Sie sind auch im Spiel, wenn wir jemanden sympathisch oder unsympathisch finden. Wie wichtig sie dabei sind, haben Versuche des Psychologischen Instituts der Universität Münster gezeigt. Frauen wurde Androstenon aus dem Schweiß von Männern auf die Oberlippe getupft – natürlich in sehr geringer Menge. Sie beurteilten dann während ihres Eisprungs fotografische Darstellungen von Männern als besonders positiv, erotisch und attraktiv. Männer unter dem olfaktorischen Einfluß der Fettsäure aus dem Vaginalsekret fanden Frauen deutlich freundlicher, sanfter, positiver. Daß die geschlechtsspezifischen Signalstoffe auch dann wirken, wenn sie nicht bewußt wahrnehmbar sind, haben andere

Die Pheromone sind auch im Spiel, wenn wir jemanden sympathisch oder unsympathisch finden

Versuche gezeigt: Frauen setzten sich in einem Test lieber auf Stühle, die mit Androstenon besprüht waren. Männer fühlen sich in mit Androstenol bedufteten Toiletten nicht wohl. Bekannt ist auch folgendes Phänomen: Frauen, die in demselben Raum zusammenarbeiten oder leben, bekommen gleichzeitig ihre Mensis. Aber wußten Sie schon, daß Achselschweiß von Männern, auf die Oberlippe von Frauen gerieben, deren Menstruationszyklus verkürzt?

Die Zusammensetzung und Intensität der Pheromone unterliegt Schwankungen. Sie verändern sich mit dem Grad der Erregung und den naturgegebenen Zyklen des Hormonhaushalts. Sinkt der Östrogenspiegel der Frau vor und während der Mensis, wirkt ihr Duft auf Männer im allgemeinen nicht erotisierend. Vor dem Eisprung dagegen steigt der Östrogenspiegel, und die Produktion der Sexualpheromone nimmt zu. Jetzt wirkt der weibliche Duft auf den Mann tendenziell anregend. Im Zeitalter der Pille sind diese naturgegebenen Schwankungen allerdings nicht mehr von Bedeutung wie ehedem.

Geschlechtsspezifische Körperdüfte machen angstfrei und wirken somit insgesamt streßreduzierend

Wir lernen aus alldem, daß geschlechtsspezifische Körperdüfte eine direkte körperliche und seelische Wirkung haben, wodurch die Libido angeregt oder gedämpft wird. Daneben – und dies ist ebenso wichtig – besitzen sie jedoch auch eine allgemeine soziale Funktion, indem sie die Kommunikation harmonisch oder disharmonisch werden lassen. Sie entscheiden mit über Sympathie und Antipathie zwischen Menschen. Die Wirkung des angenehmen Körperdufts Ihres Arbeitskollegen, Ihrer Sekretärin oder von Menschen neben ihnen in der Bahn muß also nicht unbedingt eine sexuelle Komponente haben! Pheromone führen – neben der sexuellen Stimulation – in erster Linie zu einem entspannteren, rücksichtsvolleren und liebevolleren Umgang der Menschen miteinander, sie machen angstfrei und wirken somit insgesamt streßreduzierend. Dazu kommt, bei

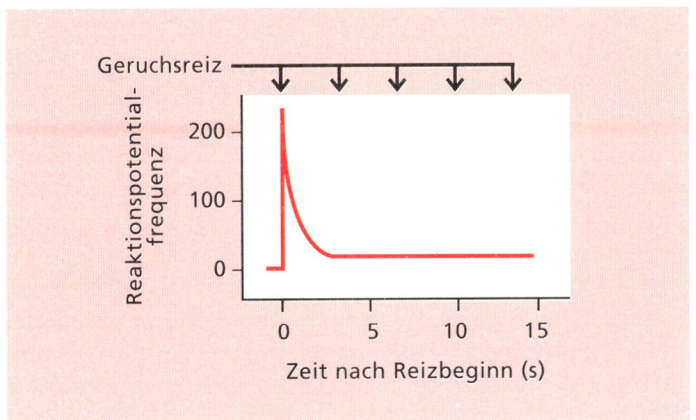

Reaktion auf
Geruchsreize

entsprechenderer Komposition der Körperdüfte, eine sympathischere, positivere Wahrnehmung des Mitmenschen.

Im folgenden Kapitel werden wir uns gezielt der Frage zuwenden, was «Riechen» eigentlich ist und was dabei – bewußt und unbewußt – in uns geschieht. Tatsache ist, daß alle Düfte, die wir riechen, ohne Interpretation des rationalen Verstandes direkt in die Steuerzentrale unseres Körpers, der Psyche und des Geistes gelangen. Dies geschieht, ohne daß wir etwas dafür oder dagegen tun könnten oder müßten. Dies wird besonders deutlich, wenn Sie obige Abbildung betrachten. Sie zeigt klar, daß der Geruchsreiz spontan und unmittelbar vom sensorischen System des Menschen aufgenommen wird – wie Messungen ergeben haben, ist die stärkste Reaktion bereits nach 30 Millisekunden zu verzeichnen. Danach tritt ein abruptes Abflachen der Reaktionskurve ein. Immerhin bleibt das Reaktionspotential aber auf niedrigem Niveau lange Zeit stabil. Dies bedeutet, daß eine langfristige Reaktion auf den Geruchsreiz auch unterhalb der Bewußtseinsschwelle gegeben ist.

Um es genauer zu sagen: Bewußt nehmen wir vergleichsweise wenige Düfte wahr, unbewußt dagegen sehr viel mehr. Genau das macht die Magie der Düfte aus: Düfte verändern unser Befinden, unsere Wahrnehmung, ohne daß wir wüßten, daß sie der Grund für die Veränderung sind. Folglich können wir all die verschiedenen Duftstoffe, die in einer vielfältigen Mischung ständig auf uns einwirken, auch weder auseinanderhalten noch benennen.

Alle Düfte, die wir bewußt oder unbewußt wahrnehmen, sind eine Information für Nerven und Gehirn

Alle Düfte, die wir bewußt oder unbewußt wahrnehmen, sind eine Information für Nerven und Gehirn. Zusammen mit Tönen, Farben, Formen, Bewegungen usw. tragen sie zu dem Bild bei, das wir uns von unserer Welt machen. Zwar beeinflussen sie unser Verhalten nicht mehr so stark und unmittelbar wie das unserer prähistorischen Vorfahren. Deren Empfinden und Antriebe wurden durch Gerüche tiefgreifend und nachhaltig bestimmt. Aber auch noch für uns sind sie äußerst wirksam, vor allem im psychischen Bereich.

Angenehme Körperdüfte fördern Sympathie, Nähe, Intimität. Ohne die Duftinformation wäre unsere Information über einen Menschen nicht vollkommen. Unser Leben wäre tatsächlich um einiges ärmer. Manchmal allerdings wäre es wohl auch eine Erleichterung, weniger zu riechen: Sie selbst werden wissen, wann Sie sich am liebsten die Nase zuhalten würden.

Vielleicht fragen Sie sich, warum es gerade Ihnen manchmal «stinkt» und anderen nicht? Wie es dazu kommt, daß Sie sich bei manchen Düften erleichtert oder traurig fühlen? Oder warum Sie bei einem Duft glauben, es sei Weihnachten, obwohl es gerade Frühling wird? Sind wir etwa willenlose Opfer der Düfte? Lassen Sie uns einmal genauer betrachten, wie es überhaupt dazu kommt, daß wir auf die eine oder andere Weise reagieren, ohne uns dabei irgendwelche Gedanken zu machen.

Was mit uns geschieht, wenn wir etwas riechen

Die wissenschaftliche Sichtweise

Fangen wir dort an, wo wir alle begonnen haben: bei der Geburt. Unser «Riechsinn» oder Riechvermögen entwickelt sich sehr schnell; schon am vierten Tag unseres noch jungen Lebens ist er fast vollständig entwickelt. Die Düfte, die uns zu dieser Zeit umgaben, haben sich dem Unterbewußtsein tief eingeprägt, denn sie gehörten zu den ersten Erfahrungen, die wir auf dieser Erde machen durften. Es sind Eindrücke, die wir nur scheinbar vergessen, bleibende Erinnerungen, die noch im Erwachsenenalter durch ähnliche Düfte jederzeit wieder «abgerufen» werden können. Deshalb begleiten uns bestimmte Düfte lebenslang in unserer Vorstellung. Der Körperduft der Mutter beispielsweise ist im Unterbewußtsein unauslöschlich eingeprägt, denn er war gleichbedeutend mit Nahrung, Wärme, Nähe, Intimität, Überleben.

Doch unsere Riecherfahrungen gehen noch weiter zurück, sogar bis in den Mutterleib: Dort duftete es wie nach Honig, Buttermilch, Karamel, aber auch nach Urin und Fett. Diese animalische, süßliche Duftmischung erkennt das Neugeborene sehr wohl wieder, wie Untersuchungen des Geruchsforschers Benoist Schaal vom Institut für Reproduktionsphysiologie in Nouzilly ergaben. Er führte Riechtests mit Neugeborenen durch, und es stellte sich heraus,

Deshalb begleiten uns bestimmte Düfte lebenslang in unserer Vorstellung

Babys erkennen den Körpergeruch ihrer Mutter bereits nach wenigen Tagen

daß sie ihr Köpfchen in die Richtung von Tüchern drehten, die mit dem Fruchtwasser ihrer Mutter getränkt waren. Babys erkennen den Körpergeruch ihrer Mutter bereits nach wenigen Tagen. Und nach einigen Monaten können sie mit Hilfe des Riechsinns Kleidungsstücke ihrer Mutter aus einem Haufen anderer Kleider herausfinden. (Mütter erkennen ebenfalls die Kleidungsstücke ihrer Neugeborenen.) Bei einem anderen Versuch wurde vor dem ersten Stillen ein Parfüm auf die Brust der Mutter aufgetragen. Schon nach einigen Stillungen akzeptierten die Neugeborenen die Brust einer anderen Mutter, die dasselbe Parfüm trug.

Das alles zeigt sehr deutlich, welche Bedeutung das Riechen in der frühen Entwicklung des Kindes hat. Den ganz praktischen Nutzen aus diesen Erkenntnissen zeige ich im Abschnitt über die Anwendung von Düften in Kinderheimen und Kindertagesstätten.

Physiologen und Biologen beschäftigen sich jetzt weltweit damit, einen letzten, unbekannten Sinn zu entschlüsseln. Sie warten mit immer neuen Erkenntnissen auf, die uns nicht nur alters- und geschlechtsbedingte Unterschiede aufzeigen, sondern auch anzudeuten scheinen, daß für diesen unbekannten Sinn das Riechen eine besondere Bedeutung hat.

● Vom sechsten Lebensjahr an wird die Geruchsempfindlichkeit und das Erkennungs-/Unterscheidungsvermögen für Düfte deutlich besser. Kinder erleben jetzt mehr Geruchseindrücke und brauchen gleichzeitig wesentlich geringere Duftkonzentrationen, um einen bestimmten Geruch wahrzunehmen und zu identifizieren. Eine Phase der Intensivierung und Ausweitung des Dufterlebens beginnt.

● Mit der Pubertät – dem Erwachen der Sexualität durch eine verstärkte Ausschüttung von Sexualhormonen – er-

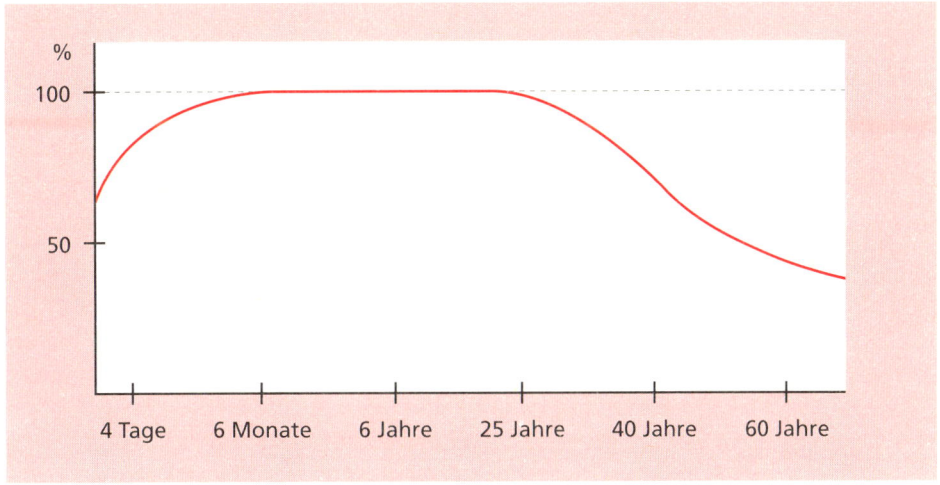

hält das Wahrnehmen von Körperdüften eine neue Di-
mension. Der männliche Körper signalisiert seine sexuelle
Reifung durch stark androstenonartige Düfte, der weibliche durch stark östrogenartige, androstenolartige Düfte.

● Etwa Mitte Zwanzig klingt die *gesteigerte* Empfindlichkeit
des Riechsinns langsam wieder ab. Mitte Vierzig ist unser
Riechsinn, verglichen mit dem des Sechsjährigen, nur
mehr mäßig aktiv. Doch können wir auch im hohen Alter
noch völlig «normal» riechen, d. h. es erfolgt – anders als
beim Hör- und Sehsinn – keine kontinuierliche Degeneration dieses Sinnesvermögens verglichen mit seinen normalen Fähigkeiten.

● Frauen haben beim Riechen eine bessere Unterscheidungsfähigkeit als Männer und können geringere Duftkonzentrationen bewußt wahrnehmen. Also, was für uns
Männer nicht ganz unwichtig sein dürfte: Frauen nehmen
den spezifischen Duft von Männern besser wahr als umgekehrt.

Entwicklungskurve
des menschlichen
Riechvermögens

**Frauen nehmen
den spezifi-
schen Duft von
Männern
besser wahr als
umgekehrt**

● Vor der Menstruation und in der Schwangerschaft ist die olfaktorische Wahrnehmungs- und Unterscheidungsfähigkeit bei Frauen am stärksten, während der Menstruation dagegen am wenigsten ausgeprägt. Andererseits bringt die Mensis oftmals einen starken Vaginalduft mit sich, der das sexuelle Interesse des Mannes lähmt. Letzteres ist heutzutage allerdings aufgrund der üblichen akribischen Eliminierung von Körperdüften und durch extensive Parfümierung nicht mehr selbstverständlich.

● Sind mehrere Frauen ständig zusammen, können sich ihre Menstruationszyklen angleichen. Die Ursache dafür liegt wahrscheinlich in den vom Körper freigesetzten Duftsignalen und der dadurch hervorgerufenen gegenseitigen Stimulation von Ovulation und Menstruation.

● Die Riechfähigkeit steigt im Laufe des Tages.

● Ein Plus für Sie, wenn Sie korpulent sind: Sie haben ein besseres Riechvermögen als Normalgewichtige.

Spermien folgen Duftspuren auf dem Weg zur Eizelle

● Auch Spermien folgen Duftspuren auf dem Weg zur Eizelle! Unser Riechsinn muß also noch geheimnisvoller sein, als wir bisher annahmen.

Um zu riechen, müssen Sie atmen. Und je tiefer Sie atmen, desto mehr Gerüche nehmen Sie wahr. Meine Beobachtung in Aromatherapie-Seminaren ist immer wieder, daß die meisten Menschen allerdings kaum mehr wissen, wie tiefes Einatmen funktioniert. Flacher Atem hat die Unterdrückung von Gefühlen zur Folge und ist meistens eine Folge von Angst. Auch aus diesem Grund nehmen viele Menschen die mannigfachen Duftbotschaften ihrer Umwelt nur mehr zum Teil wahr.

Mit jedem Atemzug gelangen Duftstoffe (-moleküle) an die Riechschleimhaut im oberen Bereich der Nase. Diese gibt bei einer bestimmten Menge von Duftmolekülen eine Information in Form eines elektrischen Impulses an verschiedene Bereiche des Gehirns:

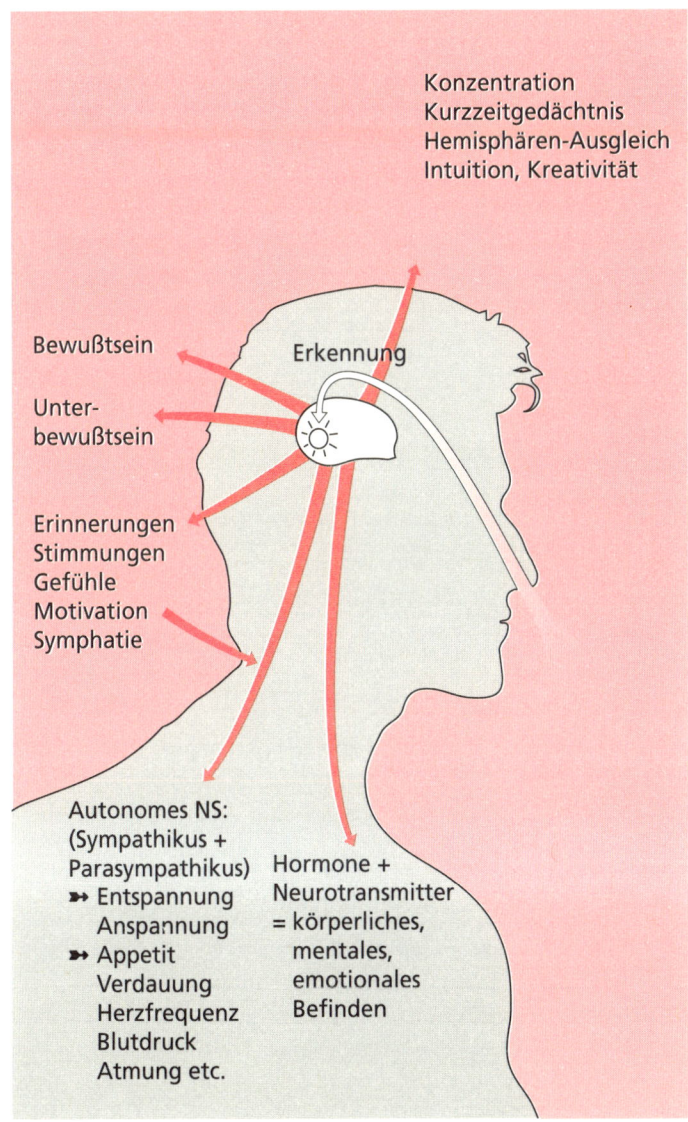

Konzentration
Kurzzeitgedächtnis
Hemisphären-Ausgleich
Intuition, Kreativität

Bewußtsein

Erkennung

Unter-
bewußtsein

Erinnerungen
Stimmungen
Gefühle
Motivation
Symphatie

Autonomes NS:
(Sympathikus +
Parasympathikus)
➻ Entspannung
   Anspannung
➻ Appetit
   Verdauung
   Herzfrequenz
   Blutdruck
   Atmung etc.

Hormone +
Neurotransmitter
= körperliches,
   mentales,
   emotionales
   Befinden

Psychophysische
Umsetzung des
Riechvorgangs

- an das Riechhirn (Rhinenzephalon) – es erkennt den Impuls;
- an den Thalamus – er macht den Impuls bewußt;
- an das limbische System, vor allem den Hypothalamus – hier wird durch die Information ein Gefühl ausgelöst.
- Dann geht der Impuls an das Gedächtnis und schließlich an die Hirnrinde.

Um die vielschichtigen Reaktionen von Körper und Seele auf die Düfte unserer Welt zu verstehen, schauen wir uns jetzt einmal die Aufgaben des limbischen Systems genauer an. Es steuert Motivation, Instinkte (Furcht, Angriff, Abwehr, Sexualität), die autonomen Lebensprozesse (Fortpflanzung, Verdauung, Ausscheidung, Herzfunktion, Blutdruck, Atmung, Stoffwechsel, Immunabwehr, Müdigkeit und Wachzustand, Appetit). Der Hypothalamus ist verantwortlich für Emotionen (Angst, Wut, Freude, Mitgefühl, Empathie), Harmoniegefühl, Sympathie/Antipathie, allgemeines Wohlbefinden.

Nochmals: Beim Riechen entstehen Emotionen aufgrund von Außenreizen. Über die Steuerung der Hypophyse via Thalamus wird durch Düfte auch das Hormonsystem beeinflußt. Da ein Teil des limbischen Systems (die «Formatio reticularis») auch die Steuerung des gesamten restlichen Gehirns (der Hirnrinde) vornimmt, kann von einer Einflußnahme auf dessen Funktion ausgegangen werden: auf Konzentrationsfähigkeit, logisch-pragmatisches Denken, Kreativität, allgemeine Aktivierung der Gehirnhemisphären. Für alle diese Prozesse ist es völlig unerheblich, ob Sie einen Duft bewußt oder unbewußt wahrnehmen.

Von besonderer Bedeutung sind Düfte, die bewußt wahrgenommen werden

Von besonderer Bedeutung allerdings sind Düfte, die bewußt wahrgenommen werden und mit deren Auftreten wir ein persönliches Erlebnis verbinden. Die Fachsprache nennt dies die gedächtnisanstoßende Komponente des Duftes. Dadurch wird ein mentaler bzw. emotiver Prozeß ausgelöst. Diese Düfte haben deshalb die stärksten Wirkungen.

So ein Duft kann bewirken, daß Sie sich beispielsweise an eine Begebenheit, eine Person, eine Speise oder einen Ort erinnern. Ein Gedächtnisbild entsteht, und das Gefühl von damals lebt wieder auf. Manche Düfte aus der Kindheit bleiben ein ganzes Leben lang als Erinnerung erhalten. Sie können schnelle, intensive Stimmungs- oder Gefühlsveränderungen auslösen. So ist es möglich, durch den richtigen Duft angenehme, aber auch schmerzhafte Kindheitserlebnisse wiederzubeleben (was in einigen Therapien hilfreich ist). Falls diese Erlebnisse mit Mischgerüchen verbunden waren, muß es nicht einmal der vollständige Duft aus jener Zeit sein, um die Erinnerung auszulösen, sondern es genügt unter Umständen auch schon ein Teil der betreffenden Duftmischung. So kann allein der Geruch von Heu Sie an die vielfältigen Eindrücke eines Sommerurlaubs, den Sie auf dem Land verbrachten, erinnern.

Da Gefühle oder Stimmungen das autonome Nervensystem beeinflussen (Ärger, Angst, Wut = Anspannung – Freude, Liebe = Entspannung), können sich Ihr Atem, Ihre Verdauung, Ihr Blutdruck, Ihr Muskeltonus durch den Duft und die damit wiederbelebten Gefühle erheblich verändern.

Solange Sie sich in Ihrer gewohnten, alltäglichen Duftwelt befinden, läuft das «Duftprogramm» von Körper und Seele unbewußt in Ihnen ab. Es beschäftigt Ihre Aufmerksamkeit nicht. Fein dosierte Düfte, die Sie nicht (oder nicht mehr) bewußt riechen, können aber dennoch bedeutsame Reaktionen auslösen. Das hat eine sehr wesentliche Auswirkung auf den gezielten Einsatz von Düften: Es ist nämlich gar nicht notwendig, viel ätherisches Öl einzusetzen, um eine erwünschte Wirkung zu erzielen. Schon geringste Mengen zeigen sehr wohl erkennbare Wirkungen, *ohne* daß ihre Rezeption in der Nase die Wahrnehmungsschwelle über-

Fein dosierte Düfte können bedeutsame Reaktionen auslösen

schreitet. Dies zeigten EEG-Messungen des Pharmakologen Dr. Kobal an der Universität Erlangen und Riechtests des Monell Chemical Senses Center in Philadelphia, die unter streng wissenschaftlichen Bedingungen durchgeführt wurden.

Auch aus meiner praktischen Erfahrung in Aromatherapie-Seminaren kenne ich den belebenden oder beruhigenden und meditativen Effekt selbst geringster Dosierungen. Schon wenige Tropfen des ätherischen Öls der Zitrone in einem nicht sichtbaren Duftventilator lösen eine deutliche Belebung der Teilnehmer aus. Eukalyptus wiederum regt die Atmung an, und Weihrauch und Immortelle bewirken eine wohltuende Beruhigung, ohne daß der Raum wahrnehmbar nach diesen Düften riechen muß. Hier deuten sich Möglichkeiten an, durch die Sie die Magie der Düfte erfahren und anwenden können. Lassen Sie sich durch den praktischen Teil dieses Buches anregen.

Folgen wir dem Duftimpuls auf seinem Weg im Kopf jetzt noch weiter. Vom limbischen System geht die Information in die Stirn- und Schläfenlappen. Duftreize, die diesen Teil des Gehirns erreichen, sind meistens:

- *Starke Düfte.* (Eine Frau mit intensivem Parfüm betritt den Raum. Beim Tanken an der Tankstelle. Der Bauer fährt Jauche aus. Brandgeruch.)
- *Gemischte Düfte.* (Eine Komposition aus verschiedenen Blütendüften in der Duftlampe. Der Duft der Pizza aus dem Backofen.)
- *Neuartige Düfte.* (Ankunft in einer fremden Stadt. Landestypische Düfte, die Sie nicht kennen. Ihr Partner hat ein neues Rasierwasser.)
- Für Zeit und Umfeld *ungewöhnliche Düfte.* (Kaffeeduft um Mitternacht. Wiesenduft im Winter. Zimtduft im Sommer.

Stufe 3
Sie erkennen einen Duft. Der erkannte Duft löst
aufgrund gemachter Erfahrungen Assoziationen aus,
die emotionale Befindlichkeit verändert sich. Stärkere
Stimmungsveränderung, Gefühlsveränderung,
Wahrnehmung, Interpretation der Umwelt, als
Rückkopplung weitere Reaktion des
Nerven- und Hormonsystems.

Stufe 2
Sie nehmen einen Duft bewußt war.
Reaktionen des Nerven- und Hormonsystems.
Stimmungsveränderung.

Stufe 1
Die Riechzellen werden durch genügend
Duftmoleküle aktiviert.
Affektive, unbewußte Reaktionen.

Intensitätsstufen in
Wahrnehmung und
Wirkung der Düfte

Zigaretten mit Eukalyptusduft. Zahnarztpraxis mit Rosenduft. Spülmittel mit Fichtennadelduft.)

Voraussetzung für die *bewußte* Wahrnehmung eines Duftes ist eine individuelle Menge von Duftmolekülen, die *kontinuierlich* in die Nase eintreten. Maßgebend dafür sind die Sensibiliät Ihres Riechsinns und die Art des Duftes. Mischgerüche werden als besonders intensiv empfunden und bewußter wahrgenommen. Daher wirken Duftmischungen auch stärker als ein einzelner Duft.

Mischgerüche werden als besonders intensiv empfunden und bewußter wahrgenommen

Da jeder Mensch ganz indiviuelle Dufterfahrungen bzw. Dufterinnerungen hat, kann das bewußte Riechen zu sehr verschiedenen Beurteilungen oder Bewertungen eines Duftes führen. Dem einen gefällt der Duft der Rose, der andere lehnt ihn ab. Wird ein bestimmter Duft negativ beurteilt, kann davon ausgegangen werden, daß eine harmonisierende Wirkung bei den betreffenden Individuen nicht mehr stattfindet, auch wenn dieser Duft allgemein als heilkräftig gilt. Ganz wichtig also: Wer Räume beduftet, in denen sich viele Menschen aufhalten, muß entweder Düfte wählen, die allen gefallen, oder sie so gering dosieren, daß keine *bewußte* Wahrnehmung möglich ist.

Einen wichtigen Sonderfall möchte ich hier nicht unerwähnt lassen: Ich meine die Reizung des Trigeminus, die eigentlich nichts mit dem Riechen zu tun hat, aber unserer olfaktorischen Wahrnehmung dennoch einen wichtigen Aspekt hinzufügt. Bestimmte Düfte nehmen wir als kalt-kühl bis warm-feurig bzw. stechend-brennend wahr. Das meldet ihnen ein Nerv, der die Nase durchzieht (Nervus trigeminus). Er schützt uns vor schädigenden Stoffen und vermittelt seine Wahrnehmungen über ein eigenes neuronales Netz ans Mittelhirn. Etwa 70 % aller Duftstoffe reizen den Trigeminus. Auch dadurch reagieren wir affektiv auf Düfte, selbst wenn wir sie nicht bewußt riechen können. Im Vergleich mit den Riechzellen benötigt der Trigeminus allerdings eine kräftigere «Dosis» stechender, kühlender oder brennender Substanzen, um sich beim Zentralnervensystem zu melden.

Zu den Reaktionen auf Düfte gehört der Faktor Gewohnheit

Zu den alltäglich-selbstverständlichen Reaktionen auf Düfte gehört schließlich noch der Faktor Gewohnheit. Ganz egal, wie intensiv ein Duft ist, der auf Sie einströmt, sei es ein feiner Hauch Ihres eigenen Parfüms oder die fast unerträglichen Emissionen der Fabrik nebenan: Irgendwann werden Sie ihn nicht mehr bewußt wahrnehmen, bzw. Ihre bewußte Wahrnehmung diesbezüglich wird zunehmend eingeschränkt. Gewohnheit stumpft ab, dies ist eine psychologische und physiologische Binsenweisheit. Wenn Sie sich ständig mit ein und demselben Duft umgeben, werden Sie ihn irgendwann nicht mehr *bewußt* riechen, es geht Ihnen damit ganz ähnlich wie mit dem Ticken einer Uhr oder den Verkehrsgeräuschen der Straße. Nach einer Weile ermüden sogar die Riechzellen selbst und melden dem Gehirn gar nichts mehr. Dann wird überhaupt keine Wirkung mehr eintreten. Einen Gewöhnungsvorgang nennt man in der Psychologie «Adaption». Als «adaptiertes» Reizniveau bezeichnet man in der Aromatherapie jenes Maß der Dosierung, bei dem die Schwelle zwischen bewußter und nicht bewußter Wahrnehmung eines – in jedem Fall noch wirksamen – Reizes erreicht ist. Dies ist ein höchst wichtiger Punkt, der uns im praktischen Teil dieses Buches wiederholt beschäftigen wird. Meine Empfehlung: Setzen Sie also regelmäßig die Beduftung aus, und verändern Sie Ihre Mischungen immer wieder. Mit jeder neuen Komponente wird ein Duft wie neu erlebt. Düfte müssen kommen und verfliegen, um ihre volle Wirkung zu entfalten. Erwarten Sie nicht, daß sie in ständig gleicher Dosierung «stimulieren» können.

Bitte beachten Sie auch: Alles hat seine Grenzen. Langandauernde hohe Dosierungen und auch einmalige, kurzfristige Duftanwendung von reizstarken Düften können zu einer Störung des Nervensystems führen! Wenn Sie vorsichtig sind, wird Ihnen das natürlich nicht passieren. «Hören» Sie auf Ihre Nase, sie sagt Ihnen genau, wann sie genug oder sogar schon zuviel hat. Sind Sie unangenehmen oder an sich schönen, aber überdosierten Düften ausgesetzt, entsteht Streß. Konzentrationsmängel, Desorientierung, Gleichgewichtsstörungen, Übelkeit, Kopfschmerzen können auftreten. Streß kann auch der unangenehme Körperduft eines Kollegen im selben Raum sein. Oder die Düfte der Straße, in der Sie wohnen, oder die des Büros, in dem Sie tagtäglich lange Stunden verbringen dürfen. Oder die der Chemikalien, die in Ihrem Geschäft verkauft werden – und und und… Ein wichtiger Grundsatz lautet, daß angenehme Düfte, richtig dosiert, unser Wohlbefinden und körperliches Leistungsvermögen steigern und unangenehme es mindern: Dies sollte Ihr Barometer sein, an dem Sie messen, was gut für Sie ist und was nicht. Es kann auch sein, daß der von synthetischen oder unangenehmen Düften gereizte Riechsinn ganz einfach die Tätigkeit verweigert. Die «beleidigte» Nase muß erst wieder lernen, feine Düfte wahrzunehmen und zu unterscheiden. Haben Sie Geduld, wenn Sie sich ab jetzt mit natürlichen Düften umgeben wollen.

Die ganzheitliche Sichtweise

Bei unserem Ausflug ins Reich der wissenschaftlichen Erkenntnis über Duft, Riechen und Befinden ist mehrfach deutlich geworden, daß es hier um ausgesprochen vielschichtige Wirkungszusammenhänge geht. Wie überall, wo jene unsichtbaren Fäden im Spiel sind, die Körper, Geist und Psyche miteinander verbinden, stößt die herkömmliche Wissenschaft irgendwann an die Grenzen ihrer Erkenntnismöglichkeiten. Auch beim Riechen geschieht etwas, das nur erfahren und erlebt, nicht aber gemessen werden kann. Um diese Qualität zu beschreiben, fehlt es unserer Sprache oft an den passenden Begriffen. Ich möchte es dennoch versuchen, diesen Bereich in meine Darlegung des Riechens zu integrieren. Dazu verlasse ich ganz bewußt das wissenschaftlich-anatomische Modell, das nicht alle Dimensionen der menschlichen Natur erfassen kann. Statt dessen wende ich die ganzheitliche Betrachtungsweise an. Sie stellt die nichtstofflichen (oder, wenn man so will: feinstofflichen) Prozesse und Bereiche des Geistes, der Psyche und des Körpers

Beim Riechen geschieht etwas, das nur erfahren und erlebt, nicht aber gemessen werden kann

in den Mittelpunkt. Ihr wichtigster Grundgedanke ist, daß der Mensch ein Energiefeld ist. Ein Energiefeld besteht aus Schwingungen, die sich in Ebenen oder Feldern durchdringen und überlagern.

Unser Körper besteht von 70 bis zu 90 Prozent aus Wasser. Wasser reagiert sehr stark auf energetische Einflüsse. Dabei sind wir immer und überall von Energiefeldern umgeben: Alles Sichtbare und Unsichtbare hat ein Energiefeld, strahlt Energie ab, verbreitet Schwingungen – und nimmt desgleichen auf.

Während diese Schwingungsfelder nur zum geringsten Teil mit Meßgeräten nachweisbar sind, besitzen wir Menschen sehr wohl die Fähigkeit, sie zu spüren: Wir sprechen z. B. davon, daß jemand eine schöne Ausstrahlung hat, ein Haus eine angenehme Schwingung vermittelt, ein Raum eine spezielle Atmosphäre schafft. An manchen Orten und bei einigen Menschen fühlen wir uns auf unerklärliche Weise besonders wohl oder unwohl. Das wird durch eine bestimmte Schwingung hervorgerufen. Eine Wasserader, ein Gerät oder ein Baustoff können ein ganz spezielles Energiefeld entstehen lassen. Der Ursprung einer Schwingung, die auf uns einwirkt, kann aber auch ein Raum- oder Körperduft sein.

Wie jede andere Lebensform ist auch der Mensch von seinem eigenen Energiefeld umgeben, das sich ständig verändert, dessen Grundeigenschaften aber unser ganzes Leben dieselben bleiben. Seine Beschaffenheit gibt Aufschluß über unsere seelische und körperliche Gesundheit. Es wird *Aura* genannt und kann von feinfühligen Menschen in seinem Charakter und seiner Ausdehnung wahrgenommen werden. Farbe und Gestalt dieses Energiefeldes verändern sich mit der Zu- oder Abnahme der Energie im Menschen und durch den Wandel seiner Stimmungen, Emotionen und Tätigkeiten. Manchmal dehnt es sich im Bereich des Unter-

Wie jede andere Lebensform ist auch der Mensch von seinem eigenen Energiefeld umgeben

leibs aus, gelegentlich im Kopfbereich. Düfte können diese Veränderungen hervorrufen und beeinflussen. Wähle ich etwa einen kreativitätsanregenden Duft, dehnt sich die Aura am rechten Kopfbereich aus. Bei zentrierenden, erdigen Düften erfolgt diese Wirkung im unteren Körperbereich.

In meinen Seminaren erlebe ich es immer wieder: Solange die Kommunikation herzlich, offen und vorurteilsfrei ist, sind alle Auren weit ausgedehnt. Sobald ein Teilnehmer beginnt, verbissen und verschlossen zu diskutieren und dabei aggressiv wird, ziehen sich alle Energiefelder wie zum Schutz zusammen. Meditierende wissen: Das Energiefeld kann sich so weit ausdehnen, daß man das Gefühl hat, grenzenlos zu sein, was als Zustand höchsten Glücksgefühls und Ekstase erlebt wird. Dasselbe kann auch bei einem intensiven, langen Orgasmus geschehen. Glücksgefühl und Ekstase sind also offenbar ein Ergebnis der Ausweitung des Energiefeldes. Die Einflüsse der Schwingungen können Sie an sich selbst beobachten: Wenn nach einem langen, duftarmen Winter die frühlingstypischen Düfte wieder auftreten, verändert sich Ihr Befinden schlagartig. Begeben Sie sich am Schlußverkauf zum Einkaufen in die Stadt, werden Sie früher oder später von der Schwingung hektischer, gieriger Menschen erfaßt und dabei sehr ermüden – oder mitmachen. Stehen Sie mit mehreren aggressiven Menschen in einem Aufzug, werden Sie sich energetisch zusammenzuziehen versuchen. Stehen Sie aber neben zwei verliebten Menschen, werden Sie die Fahrt im Aufzug genießen.

Über welche Kanäle können nun Schwingungen, in unserem Beispiel die von Düften, auf unser Denken, Fühlen und Handeln Einfluß nehmen?

Die Chakras

Auf der feinstofflichen Ebene besitzen wir in bestimmten Körperregionen regelrechte Energiezentren, auch Chakras genannt. Diese Bezeichnung kommt aus dem Sanskrit und bedeutet wörtlich «Rad», weil diese Zentren, wenn man sie zu sehen gelernt hat, wie sich bewegende Räder aus Farben und Schwingungen aussehen. Die lange ins Reich der Esoterik verwiesene Chakra-Lehre erhält mehr und mehr Beachtung, je klarer uns die Beziehungen zwischen Gesundheit und Energie werden.

Die Chakras, die sieben feinstoffliche Hauptzentren bilden, sind durch das Chromafingewebe (ein Nervengeflecht) mit dem grobstofflichen (festen) Körper verbunden. Auf diesem Weg werden hohe Schwingungen eines beliebigen Energiefeldes (ein Duft, ein Ton, ein Mensch) in eine körperverträgliche niedrigere Schwingung umgewandelt. Wir alle nehmen auf diese Weise Energien von außen auf und geben Energie nach außen ab. Energieimpulse, die wir so erhalten, werden je nach Energiezentrum im Bereich des Mentalen, Emotionalen, Energetischen und Spirituellen spezielle Wirkungen auslösen.

Wir alle nehmen Energien von außen auf und geben Energie nach außen ab

Ein Beispiel dazu: Das dritte Energiezentrum, Solar-Plexus-Chakra genannt, hat seinen Sitz im mittleren unteren Bereichs des Brustbeins bzw. zwischen den Schulterblättern. Bitte bedenken Sie hierbei: Diese Position entspricht der körperlichen Anatomie, das Chakra selbst befindet sich jedoch auf einer höheren, feinstofflichen Schwingungsebene. Das dritte Chakra ist das Zentrum aller rohen Gefühle wie Haß, Ärger, Wut, Zorn, Aggression, Neid, Gier. Es verleiht aber auch Durchsetzungskraft, Wille, Selbstwertgefühl. Es vitalisiert das autonome Nervensystem und hat mit seiner Aktivität weitreichende Folgen für alle automatischen Körperfunktionen wie Atmen, Verdauen, Ausscheiden, Blutdruck, Herzfunktion usw. Seine direkten Bezugspunkte im Körper sind Magen, Bauchspeicheldrüse, Leber, Gallenblase, Stoffwechsel des Gehirns und die Muskeln. Eine Unausgeglichenheit dieses Chakras kann vielfältige Folgen haben: Nervosität, Verdauungsprobleme, Genußmittelsucht, Eßsucht, Hautprobleme, Negativität, Anerkennungssucht, Machthunger, Ärger, Angst und emotionale Disharmonie. Arbeitet dieses Zentrum harmonisch, verleiht es uns auf spiritueller Ebene Selbstachtung und Stärke.

Jedem Energiezentrum können spezielle Düfte – ätherische Öle – zugeordnet werden, die das Chakra aktivieren und/oder harmonisieren können. Therapeutische Behandlungen dieser Art sind allerdings nicht Gegenstand dieses Buches.

Die Schwingungen des ätherischen Öls

Es ist wahrscheinlich, daß unser Riechsinn auf sogenannte Osmiumfrequenzen – die Schwingungen eines Duftstoffes – reagiert. Das würde erklären, warum uns das Stimmungsbild einer Pflanze (beispielsweise Klarheit bei Lavendel, innerer Halt bei der Zypresse, Trost bei der Iriswurzel, Mitgefühl bei der Rose) so stark berühren kann. Das wirklich Erstaunliche ist: Das Stimmungsbild einer Pflanze löst bei fast allen Menschen die gleichen Assoziationen aus, selbst dann, wenn sie die Pflanzen gar nicht kennen. Alle geistig-seelischen Wirkungen der Düfte, z. B. Bewußtseinserweiterung und Zentrierung, beruhen auf der Wechselwirkung zwischen den Schwingungen ihres ätherischen Öls und den Energiefeldern, die wir selbst erzeugen.

Das Stimmungsbild einer Pflanze löst bei fast allen Menschen die gleichen Assoziationen aus

Das Rückenmark

Schwingungen werden außerdem auch von der zerebrospinalen Flüssigkeit des Rückenmarks (ein sehr empfindlicher Resonanzkörper für Schwingungen) «aufgenommen», wie Prof. Stefano Sabetti in dem Buch «Lebensenergie» berichtet. Hier liegt ein weiterer Pfad für die Schwingungen der Düfte, um in unseren Körper zu gelangen und dort ihre Wirkungen zu erzielen.

Über diese Kanäle kann also eine Duftschwingung auf uns einwirken. Für alle Wahrnehmungen von Düften bzw. ihrer Schwingungen spielen Alter und Geschlecht keine Rolle. Dies bedeutet, daß wir die Annahme, Kleinkinder und alte Menschen würden nicht alles mitbekommen, was um sie herum geschieht (auch, wie es duftet) getrost vergessen können. Wir alle nehmen feinste Veränderungen der Energien oder Schwingungen unseres Umfeldes, unserer Partner, Arbeitskollegen, selbst unserer Zimmerpflanzen wahr. Ob wir uns das eingestehen und wie wir darauf reagieren, das ist eine persönliche Sache.

Stellen wir uns vor, was geschieht, wenn Sie beispielsweise ein Parfüm, eine Duftlampe, ein Dufttuch o. ä. benutzen: Düfte, die aufgrund ihres ätherischen Zustands eine hohe Schwingung haben, breiten sich aus, sobald ausreichend Wärme und Luftzirkulation vorhanden sind. Damit weitet sich ihr Energiefeld aus, während es bisher auf ein kleines Fläschchen konzentriert war. Mit jedem Atemzug streichen Duftmoleküle durch Ihre Nase, die diese als Schwingungen registriert. Dann übernimmt die Lunge die Duftmoleküle, wo sich ebenfalls ihre Schwingungen ausbreiten. Chakras und Rückenmark werden, von einer individuellen Duftstoffkonzentration an, in einen anderen Schwingungszustand versetzt. Da der Körper aufgrund seines hohen Wasseranteils als Resonanzkörper wirkt, erhöht sich seine Eigenschwingung entsprechend. Dies geschieht bei starken Duftkonzentrationen sofort und langsamer bei gering dosierten Düften. Je länger Sie von diesen Schwingungen umgeben sind, desto mehr wird sich Ihr Energiefeld auf dieser Schwingungsebene stabilisieren. Die Folge kann sein, daß Sie sich bei der richtigen Wahl von Düften sicherer, geschützter, gelassener oder motivierter, kommunikativer, kreativer oder aktiver, extrovertierter und lebendiger fühlen. Ihre Gedanken werden positiver und lebensbejahen-

Ihr Körper kann sich leichter, entspannter oder spannkräftiger, tonisierter fühlen

der sein. Ihr Körper kann sich leichter, entspannter oder spannkräftiger, tonisierter fühlen. Somit ist die konsequente und wohldurchdachte Beduftung Ihres Lebensraumes, von Wohnung oder Arbeitsplatz aufgrund der mannigfaltigen Wirkungen von Düften ausgesprochen empfehlenswert.

Düfte sind Informationen für Nerven, Gehirn und Hormonhaushalt

Düfte, die wir einatmen, lösen die im vorigen Kapitel beschriebenen körperlichen und seelischen Reaktionen aus. Gehen wir nun einen Schritt weiter. Begeben wir uns auf eine Besichtigungsreise ins Innere des Körpers. Schauen wir uns einmal etwas genauer an, wie Geruchswahrnehmungen dort verarbeitet und in die beschriebenen Reaktionen umgesetzt werden.

Auf das limbische System wirkt ein olfaktorischer Reiz ein und wird dort als Information verarbeitet. Die Information gelangt zum autonomen Nervensystem, das daraufhin mit seinem sympathischen Teil eine Anregung körperlicher Funktionen auslöst. So kann durch bestimmte Düfte das psychophysische System angeregt werden:

- Der Herzschlag wird beschleunigt (Rosmarin).
- Die Blutgefäße werden verengt (Zitrone).
- Der Blutdruck erhöht sich (Ysop).
- Die Darmtätigkeit wird gehemmt (Thymian).
- Die Muskulatur wird angespannt (Eisenkraut).

Durch den parasympathischen Teil des autonomen Nervensystems dagegen rufen Duftreize entspannende Wirkungen hervor:

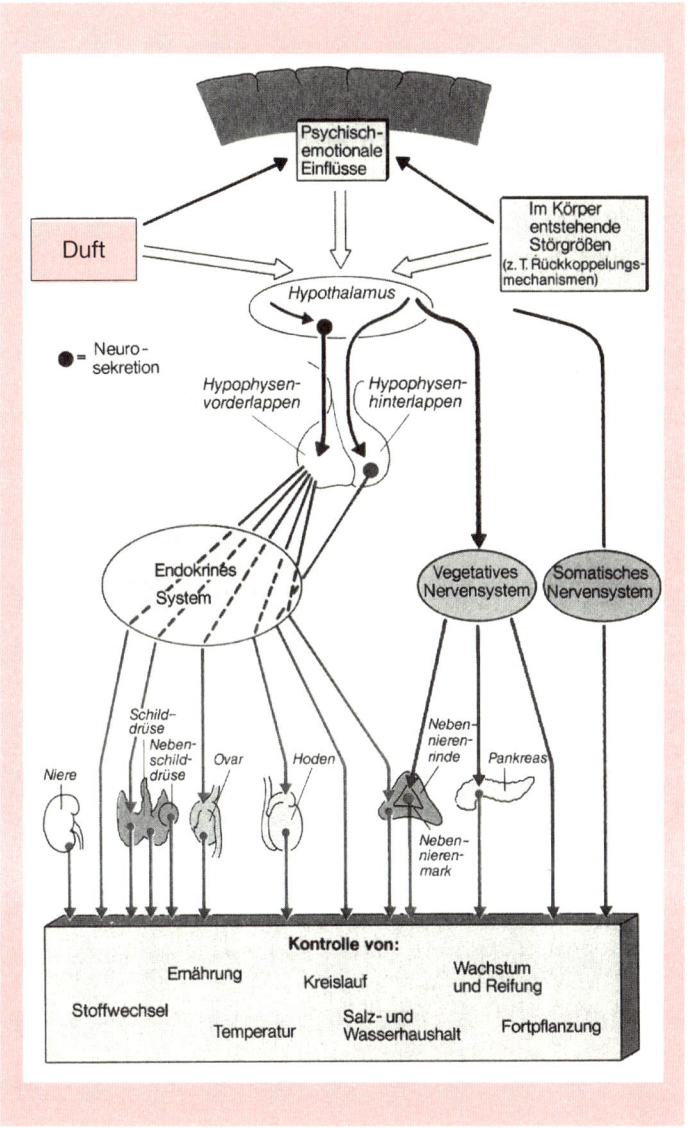

Auf einen Blick: Die Zusammenhänge von Duft und Befinden
Quelle: A. Faller, Der Körper des Menschen, dtv/Thieme

● Der Blutdruck sinkt (Muskatellersalbei).
● Das Herz schlägt langsamer (Ylang-Ylang).
● Die Muskulatur entspannt sich (Lavendel).
● Das aus dem Gleichgewicht geratene autonome Nerven-
system wird wieder harmonisiert (Vetiver).

Die Information geht weiter an die Hypophyse. Sie reguliert
den Hormonhaushalt und steuert alle ihr untergeordneten
endokrinen Drüsen, wobei jeweils eine größere oder klei-
nere Menge eines Hormons produziert wird. So bremst der
Duft von Ylang-Ylang die Adrenalin-Produktion.

Die Wirkung von Düften auf die Hormonproduktion ist für uns besonders wichtig

Die Wirkung von Düften auf die Hormonproduktion ist
für uns besonders wichtig, denn die Hormonausschüttung
ist eng mit der Veränderung seelischer Zustände verknüpft.
Dies wird deutlich im Falle der erotisierenden Wirkung von
Jasmin. Auch Appetit und Verdauung können durch Düfte
wahlweise stimuliert (Basilikum) oder harmonisiert (Bergamotte), mit geschickten Duftmischungen sogar reduziert
werden. Übrigens wird der Verdauungsprozeß bereits
durch den Duft einer Speise eingeleitet: Speichel läuft im
Mund zusammen, die Verdauungssäfte ändern ihre Zusammensetzung. Auch Müdigkeit und Wachheit können durch
Düfte beeinflußt werden. Die winterliche Müdigkeit, die
heutzutage bei zahlreichen Menschen zur regelrechten Win-
terdepression gerät, ist das Resultat einer verstärkten Ausschüttung des Hormons Melatonin durch die Zirbeldrüse.
Auch hier läßt sich durch Düfte (Bergamotte) gezielt einwirken.

Auch Müdigkeit und Wachheit können durch Düfte beeinflußt werden

Verantwortlich für die Veränderung von Stimmungen
und für unser mentales Befinden ganz allgemein sind hor-
monähnliche «Botenstoffe» des Körpers, die sogenannten
Neurotransmitter: Vom ekstatischen Hoch bis zum lebens-
müden Tief, von hellwacher Konzentration bis zum schläf-
rigem Tagtraum, von knisternder Energie bis zu tiefer Ent-

spannung regulieren diese Botenstoffe unsere Stimmung, Motivation und Leistungsfähigkeit. Hierbei spielt unser Riechsinn eine wichtige Rolle, da seine Funktion die Ausschüttung von Neurotransmittern wie Serotonin, Endorphin, Enkephalin, Noradrenalin, Oxytocin beeinflußt.

Hormon-, Nerven- und Immunsystem stehen im ständigen Informationsaustausch. Deshalb ist sicher, daß die gezielte Verwendung der richtigen Düfte einen wertvollen Beitrag zur Aufrechterhaltung bzw. Wiederherstellung der Homöostase (des funktionalen Gleichgewichts) des gesamten Systems leisten kann. Das *allgemeine Wohlbefinden* ist stets ein zugleich körperlicher, nervlicher, mentaler und emotionaler Gleichgewichtszustand. Darauf beziehen sich die Ausführungen im nächsten Kapitel. Durch gezielte Anwendungen von Düften kann man diesen äußerst angenehmen und für die Gesundheit so wichtigen Gleichgewichtszustand fördern.

Innerer Wandel durch Düfte

Auch Sie fühlen sich an manchen Tagen «leichter» (beschwingt, lebenslustig, ideenreich, kreativ, gesund, stark) oder «schwerer» (träge, lustlos, unkonzentriert, apathisch, depressiv, ängstlich, krank, schwach). Und auch Ihre Stimmung kann sich innerhalb ein und desselben Tages, manchmal von einer Sekunde auf die andere, «schlagartig» ändern. Wie auf einen Schlag verändert sich dann auch Ihr persönliches Schwingungsfeld. Dies wirkt sich wiederum auf Schwingungsfelder aus, die Sie umgeben – das ist Ihr ganz persönlicher Beitrag zur «Atmosphäre» eines Raums, zum «Klima» zwischen den beteiligten Menschen. Natürlich gilt auch umgekehrt: Mit jeder Veränderung von Schwingungen in Ihrem Umfeld kommt es zum Wechsel in Ihrem eigenen körperlichen, emotionalen und mentalen Be-

Düfte haben grundsätzlich eine höhere Schwingung als unser Körper

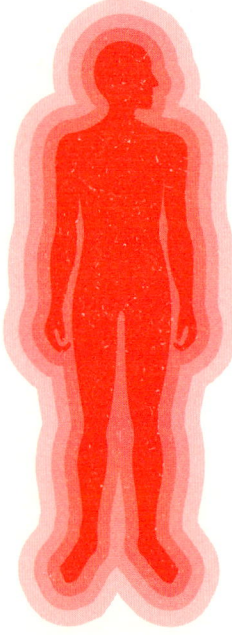

Das Energiefeld
des menschlichen
Körpers (Aura)

finden. Besonders interessant in diesem Zusammenhang ist für uns immer wieder die Erkenntnis: Düfte haben grundsätzlich eine höhere Schwingung als unser Körper. Wichtig ist auch: In unserem grobstofflichen Sein sind wir Resonanzkörper, die sich im Laufe der Zeit an höhere Schwingungen anpassen und diese höheren Frequenzen an die feinstoffliche Ebene unseres Seins weitergeben können.

Hartgesottene Rationalisten werden jetzt den Kopf hin und her wiegen und eher skeptisch bleiben. Natürlich kann die ganzheitliche Betrachtungsweise nicht durch streng empirische Beweisführung bestätigt werden. Doch mag das folgende Beispiel analogieartig erklären, wie unsere «Schwingungstheorie» in der Praxis funktioniert:

Nehmen Sie zwei mechanische Pendeluhren, und lassen Sie die eine schneller laufen. Nach etwa einer Stunde werden Sie feststellen, daß sich die langsamere der schnelleren angepaßt hat! Ganz ähnlich vermag sich der menschliche Körper mit seinem hohen Anteil an Wasser, das auf energetische Felder stark reagiert, auf die Vibrationen der Düfte einzuschwingen. Seine höhere Schwingungsfrequenz gibt er wiederum an die Energiefelder der feinstofflichen Ebene (in der Yoga-Lehre spricht man von Emotional-, Mental- und Kausalkörper) weiter. Auch diese «Energiekörper» beginnen, bedingt durch die höhere Schwingung, mit höherer Frequenz zu vibrieren. Das Resultat schlägt sich im Bewußtsein nieder: Wir erleben uns selbst als *leicht, energiegeladen, klar, bewußt und erfüllt von Liebe.* Äußeres Zeichen dieses inneren Wandels der Persönlichkeit ist – auf der feinstofflichen Ebene – eine Veränderung der Farben und Ausdehnungen dieser Energiekörper, der Aura.

Wie bereits mehrfach betont, können die Energiefelder von ätherischen Ölen einen spontanen Stimmungswandel, ja sogar dauerhafte geistig-seelische Veränderungen bewirken. Sie wirken auf alle seelischen Ebenen ein, seien diese bewußt oder unbewußt. Was das Praktische betrifft, werde ich später darauf noch genauer eingehen. Sie können sich dann selbst davon überzeugen, daß die «Magie der Düfte» funktioniert! Sie empirisch zu untermauern, ist heute zwar noch nicht möglich, aber es ist nicht nötig, den Beweis abzuwarten, bevor man sich ihrer bedient. «Duftmagie» ist keine «Hexerei», sondern eine Methode, die auf langjährigen Erfahrungen mit ätherischen Ölen beruht und die jeder erlernen und anwenden kann. Dabei sind nicht einmal starke Dosierungen notwendig. Gerade *unterhalb* der Wahrnehmungsgrenze des Riechsinns – auf «adaptiertem Niveau» dosiert – wirken Düfte auf den geistig-seelischen Bereich so ein, wie wir es uns wünschen.

Unsere physischen und psychischen Energien konzentrieren sich in veränderlichen Bereichen unseres festen Körpers und unserer feinstofflichen Körper: nach dem Essen z. B. im Bauch, um die Nahrung aufzuspalten und zu verwerten. Die Folge ist, daß dann im Kopf Energie abgezogen wird und Sie sich dadurch müde und unkonzentriert fühlen. Energieverschiebungen dieser Art sind an der Tagesordnung. Unangenehm kann es allerdings werden, wenn sich die Energie nicht wieder aus einem Bereich löst, um sich danach erneut harmonisch zu verteilen. Genau das ist der Fall, wenn jemand ständig denkt und problematisiert, denn dazu benötigt er permanent Energie im Kopfbereich. Bei Verschlossenheit und mangelndem Mitgefühl hingegen kann ein Energievakuum im Herzbereich entstehen. Im Falle von mangelnder innerer Zentrierung und Stabililiät wiederum wird Energie aus dem Unterleib abgezogen. Mit Ihrer persönlichen Einstellungen steuern Sie es – unbewußt – selbst, in welchen Organen oder körperlichen Bereichen sich die Energien entfalten. Mit Hilfe natürlicher Düfte können wir sie in die drei klassischen Bereiche Kopf, Herz und Unterleib leiten. Genaugenommen gibt es sieben Energiezentren,

Die Energiefelder von ätherischen Ölen wirken auf alle seelischen Ebenen ein, seien diese bewußt oder unbewußt

die ganz direkt angesprochen werden können. Entsprechend der Schwingungsfrequenz ätherischer Öle kann eine grobe Einteilung vorgenommen werden, auf welchen Bereich sie jeweils wirken.

Gruppe 1: Zitrusöle und sich schnell verflüchtigende Öle
Schwingung: sehr hoch
Wirkung: Kopfebene, mental

Gruppe 2: Blütenöle
Schwingung: mittel
Wirkung: Herzebene, emotional

Gruppe 3: Blatt- und Gewürzöle
Schwingung: mittel
Wirkung: Rumpf, körperlich

Gruppe 4: Harze, Hölzer, Wurzeln
Schwingung: niedrig
Wirkung: Unterleib, körperlich, stabilisierend

Die bewußte Verwendung der Düfte bietet also beträchtliche Möglichkeiten zur Steigerung von Wohlbefinden und Lebensqualität

Einige Öle (z. B. Sandelholz und Narde) wirken sowohl auf den Unterleib, d. h. energetisch stabilisierend, als auch auf den geistigen Bereich. Dies hier nur als allgemeiner Hinweis; spezielle Wirkungen sind den Beschreibungen der einzelnen ätherischen Öle im hinteren Teil des Buches zu entnehmen.

Die bewußte Verwendung der Düfte bietet also beträchtliche Möglichkeiten zur Steigerung von Wohlbefinden und Lebensqualität. Es soll hier jedoch nicht verschwiegen werden, daß diese Möglichkeiten für bestimmte Kreise, die nicht unbedingt von moralischen Skrupeln geplagt sind, auch eine große Versuchung darstellen. Dafür gibt es nicht wenige Beispiele im Bereich der Verhaltenssteuerung des Verbrauchers. Solche Extrembeispiele sollten uns jedoch keineswegs davon abhalten, die positiven Wirkungen natürlicher Düfte für unser eigenes Wohl einzusetzen. Es soll ja auch Zeitgenossen geben, die ihr Auto quasi als Waffe gebrauchen. Wer wollte deswegen auf das Autofahren verzichten? In diesem Buch jedenfalls wird niemand irgendeine Anregung oder gar ein Rezept dafür finden, wie jemand mit Düften «manipulierbar» wird.

Bewußt mit Düften leben: Praxisbeispiele, aus dem täglichen Leben gegriffen

Ich möchte an dieser Stelle nicht versäumen, Sie nochmals darauf hinzuweisen: Jeder Duft, den Sie erstmals bewußt wahrnehmen, erregt unweigerlich Ihre Aufmerksamkeit – wie Messungen ergeben haben, bereits nach 30 Millisekunden! Aufmerksamkeit bedeutet Lebendigkeit, gesteigerte Wahrnehmung, Bewußtheit. Die Wirkung eines neuen Duftes ist dadurch besonders intensiv. Er wird aber durchaus auch dann noch eine Wirkung entfalten, wenn Sie sich an ihn gewöhnt haben. Selbst wenn die Aufmerksamkeit anderweitig gebunden ist, daß Sie ihn überhaupt nicht mehr bewußt wahrnehmen, wirkt er in ihrem Unterbewußtsein weiter!

Die Wirkung eines neuen Duftes ist besonders intensiv

Alle Beispiele in diesem Kapitel zeigen Ihnen, wie wichtig für uns der bewußte und unbewußte Einfluß der Düfte in unserer Umwelt ist und wie positiv der bewußte Umgang damit unsere Lebensqualität beeinflussen kann.

Atem: Flach oder tief

Frau Schön steht im Duftladen vor einem Verkaufsregal. Dort sind etwa 200 Flaschen mit ätherischen Ölen aufgereiht. Die Verkäuferin gibt ihr eine Flasche Orangenöl zum Probieren. Frau Schön schließt die Augen und nimmt einen tiefen Atemzug durch die Nase. Auch bei den nächsten Ölen, dem Sandelholz, der Weißtanne und der Myrte, «pas-

siert» es: Automatisch muß sie tief einatmen. Die Verkäuferin kennt das schon, obwohl sie nicht weiß, warum es so ist.
Es geht allen ihren Kunden so, die an den Flaschen riechen.

Wenn wir angenehme Düfte riechen, reagiert unser autonomes Nervensystem *immer* mit einer Vertiefung der Atmung

Wenn wir angenehme Düfte riechen, reagiert unser autonomes Nervensystem *immer* mit einer Vertiefung der Atmung. Bei unangenehmen Gerüchen dagegen wird unser
Atem flacher. Der Atem versorgt uns mit dem lebens-
wichtigen Sauerstoff, läßt uns Lebensenergie aufnehmen
und ermöglicht das Riechen. Atmen wir tief ein, nehmen wir
unsere Umwelt und unsere Mitmenschen intensiver wahr.
Tiefer Atem macht wacher, bewußter, energetischer und gesünder. Ergo: Eine angenehm duftende Umwelt wäre ein
sehr wünschenswerter Zustand.

Im Falle von Kurzatmigkeit können wir bestimmte Düfte
gezielt einsetzen, die die Atmung vertiefen oder anregen.
Das sind speziell alle frischen oder minzigen, eukalyptol-
haltigen ätherischen Öle wie Latschenkiefer, Fichtennadel,
Zirbelkiefer, Tanne, Pinie, Cajeput, Eukalyptus, Minze und
Myrte.

Emotionen:
Freudig und ausgeglichen oder depressiv

Das ist noch nicht alles, was Frau Schön im Duftladen erlebt.
Endlich wieder einmal hat sie tief eingeatmet, bis in den
Bauch hinein. Ihr Gefühlsausdruck hat sich verändert. Ihr
Gesicht spiegelt Freude wider. Eine Freude, die sie beim Einkaufen selten erlebt. Dafür gibt es auch jetzt eigentlich keinen besonderen Grund, außer, daß es sie freudig stimmt, an
den Duftfläschchen zu riechen.

Es gibt eine ganz einfache Definition von Glück oder
Freude: das Gefühl, lebendig und motiviert zu sein. Die

positive Schwingung der Pflanzendüfte springt auf uns, die wir sie einatmen, über. Dies erfolgt bei intensiven Duftkonzentrationen so stark, daß wir es bewußt wahrnehmen – wir bemerken augenblicklich, daß sich unsere Stimmung verändert hat. Bei subtilen Duftkonzentrationen, deren Wahrnehmung unterhalb der Bewußtseinsschwelle liegt, also unterbewußt verarbeitet wird, erfolgt es ebenfalls, aber sozusagen als «schleichende Veränderung». Die Fachsprache nennt dies die «Dosierung auf adaptiertem Niveau».

«Dosierung auf adaptiertem Niveau»

Wird ein Geruchsreiz dagegen bewußt erlebt, muß man ihn auch innerlich akzeptieren, um ihn als angenehm zu empfinden. Es gibt, wie jeder weiß, Düfte, die mit schlechten Erinnerungen verbunden werden und die wir deshalb spontan ablehnen. In diesem Fall spricht man von einer «Duftkonditionierung». Auch ein Duft, der normalerweise als erfreulich erlebt wird, kann dann bei der betreffenden Person eine negative Reaktion auslösen. Die Erfahrung zeigt, daß es viele Pflanzendüfte gibt, die bei den meisten Menschen auf Anhieb Freude auslösen, vor allem Zitrus- und Blütendüfte. Dies ist sicher eine der willkommensten «Nebenwirkungen» dieser Art von Düften, die ihre aromatherapeutischen Anwendungen sinnvoll ergänzen. Ja, man kann sagen, daß bestimmte Düfte bei kontinuierlicher Anwendung negative Gefühlszustände sehr unwahrscheinlich machen.

«Duftkonditionierung»

Wenn Düfte Freude, Wohlbefinden oder gar Euphorie auslösen, dann geschieht das immer auf zwei Wegen. Zum einen wird unser feinstoffliches Energiefeld stimuliert. Seine Schwingungsfrequenz erhöht sich, und wir fühlen uns leichter, weiter, freier – mit einem Wort: lebendiger. Wir bekommen Lust, aktiv zu werden, und das macht uns Freude. Die Erfahrung zeigt, daß alle Düfte, die positiv bewertet werden, im Menschen das Gefühl der Freude bewirken.

Zum anderen lösen Düfte auf der physiologischen Ebene die Ausschüttung von Neurotransmittern aus. Diese hormonähnlichen Botenstoffe verbinden die Nervenenden (Synapsen) wie eine Brücke, und damit leiten sie Informationen von Zelle zu Zelle weiter, oder sie unterbrechen den interzellulären Informationsfluß. Je nach Bedarf ermöglichen oder verhindern sie, daß unser Nervensystem angeregt wird. Die Nervenzelle selbst kann dadurch z. B. den Spannungszustand eines Muskels verändern oder Bereiche der Hirnrinde aktivieren bzw. blockieren (z. B. im Periaquaeductalen Grau des Gehirns die Schmerzempfindung blockieren oder den Bereich des Gedächtnisses aktivieren). Neurotransmitter lösen sich nach ungefähr 5 Minuten auf, so daß, wenn kein Reiz (Ton, Bild, Duft, Geschmack, Berührung) mehr erfolgt, das Befinden auch nicht mehr stimuliert wird.

Gehen wir von folgendem Beispiel aus: Sie sitzen in einem kontinuierlich bedufteten Raum, und/oder Sie atmen Ihr eigenes Parfüm ein. Dadurch wird so lange ein Reiz gesetzt, bis sich die betreffenden Düfte aufgelöst haben oder bis sich Ihr Riechsinn – bedingt durch den Gewöhnungseffekt – abgeschaltet hat. Düfte können eine Vielzahl unterschiedlicher Transmitter mobilisieren. Die wissenschaftliche Forschung hat hier im Grunde erst begonnen! Von einer kleinen Zahl dieser «Botenstoffe» an der Nahtstelle zwischen Körper und Psyche wissen wir heute schon exakt, welche Stimmungsveränderung sie hervorrufen:

● Stimmungsaufhellend bis euphorisierend, antidepressiv und angstlösend wirken *Endorphine oder Enkephaline.* Ihre Ausschüttung wird durch Düfte wie Muskatellersalbei, Pampelmuse, Jasmin, Rose, Narzisse, Hyazinthe, Ylang-Ylang und Patchouli ausgelöst.

● *Serotonin* steigert das allgemeine Wohlbefinden, entspannt und dämpft emotionale Erregung. Die ätherischen Öle Basilikum, Benzoe, Kamille, Lavendel, Majoran, Melisse, Neroli, Vanille, Tolu, Tonka, Zitrusdüfte (außer Zitrone!) regen die Produktion dieses Botenstoffes an.

● *Acetylcholin und Melatonin* wirken ausgleichend und beruhigend bei Gemütsschwankungen. Ihnen leisten die ätherischen Öle Benzoe, Bergamotte, Geranie (besonders Rosengeranie, Pelargonium odorantissimum), Lavendel, Linaloeholz, Weihrauch Hilfsdienste.

● *Oxytocin* wirkt allgemein belebend, vitalisierend, positiv, antidepressiv. Die Ausschüttung dieses Neurotransmitters wird durch die ätherischen Öle Eisenkraut, Jasmin, Muskatellersalbei stimuliert.

Verstand: Konzentriert oder abschweifend

Frau Schön hat mittlerweile eine ganze Reihe von Düften ausprobiert. Schließlich entscheidet sie sich ganz spontan für eine Auswahl von Ölen, die sie zu Hause und am Arbeitsplatz einsetzen möchte. Sie ist selbst verwundert, wie zielbewußt und konzentriert sie ihre Auswahl aus dem großen Angebot getroffen hat.

Warum? Über den Thalamus wird die Ausschüttung konzentrationsfördernder, mental aktivierender Neurotransmitter angeregt. Acetylcholin (in seiner Wirkung auf das Zentralnervensystem dem Nikotin ähnlich) und Noradrenalin (wirkt ähnlich wie Adrenalin) sind Botenstoffe für Lernen, logisches Denken, Gedächtnisleistungen. Gleichzeitig werden sie als körperlich anregend empfunden. Sie sind demzufolge ein ideales – weil körpereigenes – Mittel gegen Lethargie und mangelnde Motivation. Für die Umsetzung von Einfällen, Ideen oder Erkenntnissen in die praktische Ausführung, für mentale Arbeit und gesteigerte Aufmerk-

«Intellekt-Düfte»

samkeit dienen die «Intellekt-Düfte» Basilikum, Berga-motte, Eukalyptus, Eisenkraut, Jasmin, Lemongras, Litsea, Minze, Rosmarin, Wacholder, Ysop, Zitrone.

Wie bereits erwähnt, setzen japanische und amerikani-sche Firmen bereits Düfte ein, um die Fehlerquote beim Schreiben oder bei Fließbandarbeiten zu senken. Aus mei-ner persönlichen Erfahrung mit den Reaktionen vieler Men-schen auf den gezielten Einsatz von Duftstoffen weiß ich, daß Bemühungen dieser Art absolut nicht abwegig sind. Die Resultate können verblüffend sein. Voraussetzung für eine positive Wirkung zum Wohle aller Beteiligten ist allerdings, daß natürliche Düfte verwendet werden. Die Streßeffekte künstlicher Duftstoffe auf Körper, Geist und Seele werden oft erst nach einiger Zeit deutlich, sie können dann aber um so gravierender sein.

Immer sollte man im Auge behalten: Natürliche Düfte sind so wirksam, daß schon geringste Duftstoffkonzentra-tionen, die über Duftlampen oder Ventilatoren in die Raum-luft gegeben werden, Effekte erzielen.

Bei EEG-Messungen hat man beispielsweise festgestellt, daß Jasmin selbst in geringsten Dosierungen im Gehirn Beta-Wellen erzeugt, also jene Art von Gehirntätigkeit, die mit mentaler Stimulation einhergeht. Beta-Wellen erzeugt unser Gehirn immer dann, wenn wir mental aktiv sind.

Betrachten Sie die folgende Abbildung. Sie zeigt im Delta- und Theta-Bereich eine recht ausgewogene Hirntätigkeit in beiden Hemisphären. Auffällig ist jedoch: Im Beta-Bereich ist der Ausschlag auf der linken Seite, dem Bereich des logi-schen Denkens, sehr viel stärker als im rechten Bereich, der für Gefühl und Empfindung zuständig ist. Dies weist auf angestrengtes Denken hin, und es dokumentiert sich ein Mangel an tiefen, harmonischen Empfindungen durch die flache Wellenform im Alpha-Bereich rechts. Auf Dauer ge-sehen kann man also wohl nicht von einer harmonischen

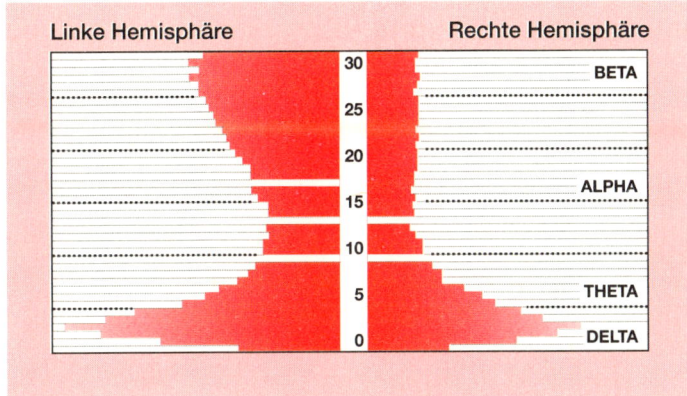

Typische Hirn-
wellenverteilung bei
angestrengter
Verstandestätigkeit

Verteilung sprechen. Doch so sieht die «normale» Hirntätigkeit im Alltag der meisten Menschen aus! Die oben genannten Düfte fördern die Verstandestätigkeit auf sanfte Weise.
Ein Tip für die Praxis: Wann immer Sie Ihre linke Hirnhälfte
aktivieren wollen, können Sie sich diese Tatsache zunutze
machen.

In dem Moment, da Frau Schön den Laden verläßt, fällt
ihr etwas auf: Sie riecht plötzlich ganz deutlich den «Duft»
dieser Straße: Autoabgase, nebenan die Bäckerei, und nach
einigen Schritten wehen ihr aus einer offenen Tür Leder-
düfte entgegen. Schon ein kleiner Ausflug in die Welt der
natürlichen Düfte hat ihren Riechsinn geschärft…

Bewußtes Genießen und Kreativität:
Neue Ideen oder Monotonie des Alltags

Frau Schön macht sich auf den Heimweg. Während sie zur
U-Bahn geht, kommt ihr eine Idee. Warum sollte sie nicht
einmal spontan in die Kunstausstellung im Museum
schauen? Es ist nicht weit dorthin, und Zeit hat sie heute

auch. Warum immer sofort im Anschluß an Arbeit oder Ein-
kauf nach Hause eilen? Gesagt, getan: Im Museum ist sie be-
geistert von dem, was ihr geboten wird. Ihren Arbeitstag hat
sie längst völlig hinter sich gelassen.

Düfte fördern Kreativität

Auch dieses Beispiel ist typisch. Der Umgang mit angenehmen Düften fördert unsere Spontaneität und unsere Fähigkeit, das Leben zu genießen. Und sei es, daß man sich selbst
einfach «etwas Gutes tut». Düfte fördern Kreativität! Diese
Wirkung ist weder an eine bestimmte Tätigkeit noch an einen speziellen Duft gebunden. Schiller hat sich beim Dich-
ten vom Geruch faulender Äpfel inspirieren lassen. Mein
Lektor im Verlag fühlt sich vom papierenen Duftflair der
vielen Bücher in seinem Arbeitszimmer angeregt. Möglich,
daß ihn das an seine Studentenzeit erinnert, an die Unbe-
schwertheit der eigenen Jugend. So kann jeder von uns seine
individuellen Duft-Anregungen erlangen. Aus der Fülle
natürlicher Düfte können auch Sie sich diejenigen aussu-
chen, die Ihnen besonders gefallen, um kreativ zu werden.
   Was geschieht eigentlich bei mentaler Arbeit? Wie kommt
es dazu, daß wir plötzlich einen guten Einfall haben? Meistens geht der Idee eine mehr oder weniger lange Phase des
Suchens nach der Lösung voran. Wir konzentrieren uns.
Eine Verdichtung von mentaler Energie findet statt. Die
Schwingungsfrequenz im mentalen Energiefeld erhöht sich
deutlich. Plötzlich, in einem günstigen Augenblick, meistens dann, wenn der geschäftige Verstand gerade einmal
ruhiger ist, «passiert» es: Unser Geist läßt blitzartig neue
Einfälle und Ideen entstehen, die auf einer bereits gemach-
ten Erfahrung beruhen. Deswegen ist regelmäßige Entspannung und gezielte Harmonisierung der Verstandesaktivität
eine wichtige Voraussetzung für Kreativität. Dazu erweisen
sich die folgenden Düfte als förderlich: Bergamotte, Eisenkraut, Hyazinthe, Iris (sehr teuer, im Buch nicht detailliert

beschrieben), Jasmin, Limette, Muskatellersalbei, Muskat, Myrte, Perubalsam, Tonka, Tolu, Weihrauch, Zimt.

Kommunikation: Mitteilsam oder gehemmt

Frau Maier erhält Besuch von ihrer Freundin Anita. Allerdings ist Anita heute wenig mitteilsam. Irgend etwas bedrückt sie. Die beiden Freundinnen reden über allerlei belanglose Themen. Da hat Frau Maier einen Einfall. Sie gibt in ihre Duftlampe einige Tropfen einer Mischung ätherischer Öle, deren Wirkung sich schon öfter bewährt hat. Wenig später lebt Anita sichtlich auf, sie beginnt sogar von ihren Problemen zu Hause zu erzählen.

Sobald wir frische und belebende Düfte wahrnehmen, überträgt sich deren Energie auf uns. Das ätherische Öl enthält, wie der Begriff «Duftessenz» schon andeutet, gewissermaßen das Wesen einer Pflanze. Pflanzen sind mit Leben erfüllte Wesen, die individuelle Eigenschaften und Kräfte besitzen, wie die Pflanzenheilkunde seit Jahrhunderten weiß. Die speziellen Kräfte einer Pflanze sind in der Duftessenz konzentriert, und ihre Verbreitung in der Raumluft erzeugt eine bestimmte Atmosphäre, die das Wesen des Menschen anspricht. Einige Düfte bewirken, daß wir offener und kommunikativer werden. Im Rahmen der ganzheitlichen Betrachtungsweise der menschlichen Natur können wir davon ausgehen, daß diese Düfte mit ihren Schwingungen auf unser fünftes Energiezentrum im Hals einwirken, das für Sprache und Kommunikation zuständig ist. Die Funktion dieses Chakra erstreckt sich durchaus nicht nur auf das Reden, sondern auf jeglichen Selbstausdruck wie z. B. auch kreatives Malen, Schreiben, Musizieren, Werken. Hierher gehören die ätherischen Öle Bergamotte, Citronella, Eisenkraut, Geranie, Jasmin, Lemongras, Limette, Pampelmuse.

Die speziellen Kräfte einer Pflanze sind in der Duftessenz konzentriert

Assoziation: Spaziergang im andalusischen Orangenhain oder im Schwarzwald

Ruth und Marlyse treffen sich in einem Café in ihrer Heimatstadt Luzern. Beide haben sich viel zu erzählen, denn Marlyse ist gerade aus den Ferien zurückgekommen. Irgendwo im Hintergrund wird Essen zubereitet. Der Duft von Süß-Saurem und von reifen Früchten weht ganz fein durch das kleine Lokal. Marlyse schnuppert, sie findet den Duft angenehm und entspannt sich: Der Duft erinnert sie an ihre Lieblingsspeise als Kind, die ihr die Mutter oft am Sonntag bereitete.

Hier löst der Duft eine Assoziation bei Marlyse aus. Als Assoziation bezeichnet man die Verknüpfung eines äußeren Reizes mit einer inneren Vorstellung. Immer wenn durch Düfte Assoziationen entstehen, verknüpfen wir eine Erinnerung mit diesen Düften, z. B. den letzten Urlaub am Meer, das Menü von gestern, das Haarwaschmittel der Freundin, den Geruch unseres Arbeitsplatzes, die Toilette im Intercity oder das Versteckspielen in der Scheune, als wir noch Kinder waren. Dabei muß es sich nicht exakt um denselben Duft handeln; ist er nur ähnlich, so ist das für eine Assoziation ausreichend. Die meisten Menschen unserer Weltgegend assoziieren beispielsweise mit orangenartigen Düften Urlaub, Süden, Sonne, Wärme. Mit Zitrone wird der Eindruck «rein, sauber, frisch» verbunden. Bei Sandelholz wird an «Mann, Parfüm, Orient, Wärme, Tiefe, Entspannung» gedacht. Vanille und Zimt bedeuten «Gewürz, Aroma, Wärme, Nahrung, Herzlichkeit, Nähe». Vetiver und Eichenmoos können die Empfindung «Waldboden, Moos, Erde, Gruft, Angst, Dunkelheit» hervorrufen. Diese Eindrücke sind keineswegs subjektiv. Sie entstehen regelmäßig; ich habe es selbst bei zahllosen Tests, in meinen Seminaren und bei der Erstellung von Duftkonzepten für Firmen festgestellt.

Und noch etwas ist wichtig: Die allgemeine Wirkung vieler Einzeldüfte oder Duftkompositionen ist bei den meisten Menschen gleich – oder zumindest sehr ähnlich. Für die individuelle Ausprägung des Assoziationserlebnisses gibt es allerdings so viele unterschiedliche Formen, wie es Menschen gibt. Gerade jetzt eben, beim Lesen, haben Sie selbst bei den Begriffen «Waldboden», «Orient», «Süden» oder «Reinheit» ganz spontan Ihre eigene Vorstellung entwickelt. Entweder erscheint Ihnen ein Bild, oder Sie hören einen Ton, oder Sie spüren etwas in Ihrem Körper. Vielleicht wird auch eine Erinnerung wachgerufen. Diese Assoziation kann sich fast unmerklich einstellen, sie kann aber auch sehr deutlich sein. Wenn Sie einen Duft riechen, der eine Erinnerung auslöst, machen Sie möglicherweise sogar die Erfahrung, daß Sie in Ihrer Vorstellung für kurze Momente aus einer Zeit (jetzt) in eine andere Zeit (damals) springen. Keine Angst, Sie kommen wieder zurück! Selbst dann, wenn Sie sich durch spezielle Duftkompositionen, obwohl Sie zu Hause im Sessel sitzen, in einen andalusischen Orangenhain oder in den Schwarzwald versetzen lassen. Diese subjektiven Erlebniswelten sind erstaunliche Leistungen unseres Gehirns, die wir uns beispielsweise zur Entspannung, zur Stimmungsveränderung und zur Auflösung von Ängsten zunutze machen können.

Oder sie helfen uns ganz schlicht und ergreifend dabei, unseren Alltag ein Stück erträglicher, bunter, freudiger zu machen. Versuchen Sie es doch selbst einmal, Ihr Wohnzimmer in den Wald, Ihr Büro an den Strand oder Ihre Küche auf einen orientalischen Gewürzmarkt zu versetzen. Die Resultate werden ganz erstaunlich sein …

Die allgemeine Wirkung vieler Einzeldüfte oder Duftkompositionen ist bei den meisten Menschen gleich

Stimmung, Empfindung und Wahrnehmung: Das ständige Wechselspiel

Herr Schulte muß in der Mittagspause kurz einkaufen, weil er am Abend seine Freundin besuchen und dann einige Leckereien mitbringen will. Es trifft sich gut, daß neben dem Betrieb, in dem er arbeitet, eine Einkaufspassage mit diversen Läden liegt. Gedankenverloren schlendert er an den Schaufenstern vorbei. Aus einem Laden duftet es so verlockend nach Käse, daß er gleich einen frischen Parmesan kauft. Nebenan ist ein Fischladen. Hier treibt ihn der strenge Duft schnell weiter. Am Ende der Passage befindet sich eine italienische Cafébar. Herrn Schultes Miene hellt sich auf, er gönnt sich noch einen köstlich duftenden Espresso – dieselbe Sorte wie damals in Verona –, und er kauft davon sogar noch ein Päckchen für den Abend.

Düfte beeinflussen in erheblichem Maße unsere Entscheidungsprozesse

Wer hat nicht schon dieselbe Erfahrung gemacht wie Herr Schulte? Düfte beeinflussen unsere Stimmungen, Empfindungen, Wahrnehmungen, und sie steuern mitunter in erheblichem Maße unsere Entscheidungsprozesse, nicht zuletzt unsere Kaufentscheidung. Dieser Einfluß macht sich zum Großteil auf unterbewußter Ebene geltend. Deshalb sollten wir uns einmal vor Augen führen, was dabei eigentlich geschieht. Es hat immer mit Stimmungen und Empfindungen zu tun – aber wer weiß schon, was dabei in uns vor sich geht?

Eine *Stimmung* ist so etwas wie die psychische Grundfarbe eines Moments oder einer ganzen Lebensphase, vergleichbar mit einer leisen Hintergrundmusik. Sie kann von Heiterkeit, Mißmut, Offenheit oder Verschlossenheit geprägt sein.

Eine *Empfindung* dagegen ist stärker, eindrücklicher, gleichsam wie die Kontur des seelischen Gemäldes, das über diese Stimmungs-Grundfarbe gezeichnet wird. Es ist eine subtile, flüchtige psychische Erscheinung, die durch äußere Reize erzeugt wird. Ihre Intensität wird durch die Stärke des Reizes, seine Qualität und seine Verarbeitung im zuständigen Sinnesorgan bestimmt. Sie riechen einen Duft nicht nur, sondern Sie empfinden, also Sie bewerten ihn auch. Sie sehen eine Farbe nicht nur, sondern Sie «fühlen» sie!

Erst aus der Empfindung entsteht die ganze *Wahrnehmung.* Sie ist ein Prozeß, bei dem die Empfindung verarbeitet wird. Die Wahrnehmung ist also eine innere Verarbeitung der Empfindung. Sie ist daher immer subjektiv. Deshalb ist es so, daß ein *bewußt erlebter* Duft bei unterschiedlichen Menschen aufgrund individueller Einstellungen, Erfahrungen und anderer Prägungen immer auch individuelle Wahrnehmungen auslösen wird.

Was jedoch für die wirksame, gezielte Arbeit mit den Düften ganz entscheidend ist: Bei Menschen, die innerhalb desselben Kulturkreises aufgewachsen sind, bleiben starke Abweichungen der subjektiven Reaktion gegenüber den meisten natürlichen Düften in aller Regel die Ausnahme.

Die nächste Abbildung zeigt Ihnen das Beispiel eines Wahrnehmungstests, bei dem Testpersonen einen Raum, der mit Hyazinthe beduftet wurde, betraten. Die Duftmenge war äußerst gering, wiederum gerade an der Wahrnehmungsschwelle. So gering, daß Sie sagen würden, es riecht nach «etwas», aber Sie wissen nicht, wonach. Dies ist die Intensität, mit der Ihr Büro, ein Hotel, ein Heim, ein Krankenhaus, eine Schule usw. beduftet werden sollte. Bei diesem Beispiel sehen wir ein sehr aufschlußreiches Resultat:

Die Versuchspersonen fühlten sich weniger gestreßt, irritiert, deprimiert und apathisch. Sie zeigten sich spürbar glücklicher, sinnlicher, entspannter, wacher und lebendiger.

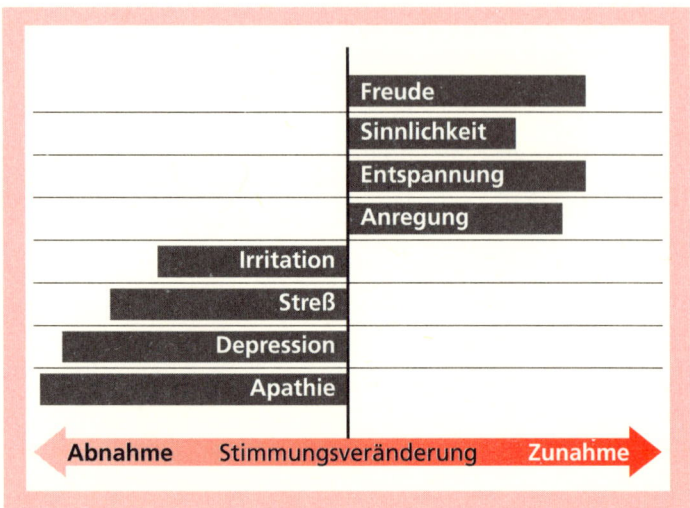

Stimmungsprofil
Hyazinthe

Das Ergebnis im Test mit der Douglasie – ein milder, harziger, leicht süßlicher Koniferenduft – zeigt einen geringfügigen, aber bedeutsamen Unterschied (nächstes Bild). Douglasie weckt keine Sinnlichkeit und vermittelt nicht das Gefühl gesteigerter Wachheit und Lebendigkeit. Auch dies ist eine Wirkungsvariante, die gegebenenfalls sehr wünschenswert sein kann.

Das Resultat bei *allen als angenehm* empfundenen Düften war, daß die Versuchspersonen gegenüber sich selbst und ihrer Umwelt zu einer positiveren Einschätzung gelangten. Dies galt auch für Musik, die sie zu hören bekamen, und für die Kommunikation mit den anderen Testpersonen.

Etwas ist hier noch erwähnenswert: Wenn durch Düfte Stimmungsveränderungen erzielt werden, unterbricht dies weder unsere Tätigkeit noch unseren Gedankenfluß. Werden die Duftträger so dosiert, daß der erzeugte Reiz gerade

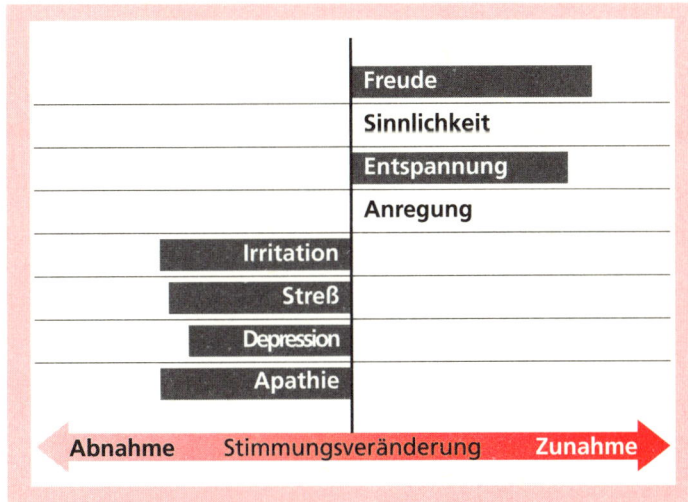

Stimmungsprofil
Douglasie

eben an der Wahrnehmungsschwelle liegt, so erfolgt die Wirkung unterbewußt. Diese feinen Duftreize verschieben unsere Wahrnehmung nur ganz unmerklich. Arbeit oder Gespräch werden also davon nicht unterbrochen, sondern sie erfahren eine subtile Veränderung. Als besonders wohltuend und wertvoll werden Düfte eingestuft, die auf unserer Stimmungsskala nach zwei unterschiedlichen Seiten deutliche Wirkungen zeigen, also z. B. Düfte, die einerseits energetisierend, andererseits streßlindernd wirken.

Solche besonders interessanten Wirkungen besitzen

Düfte, die einerseits energetisierend, andererseits streßlindernd wirken

● zitrusartige, blütige und süße Düfte, die mit angenehmen Erinnerungen verknüpft sind,
● Düfte, die eine sehr hohe Schwingung haben (hier Douglasie) und damit auf das feinstoffliche Energiefeld – den geistig-seelischen Bereich hinein – wirken.

Erwähnen wir nochmals das Beispiel der Zitrone, deren Duft jeder kennt: Zitrone vermittelt uns das Gefühl, die Umgebung und wir selbst selbst seien rein, sauber, gesund und stark. Sie führt uns damit zu einer heiteren, positiven Grundeinstellung. Natürlich wird aus diesem Grund der Duft der Zitrone, deren ätherisches Öl tatsächlich stark antiseptisch (= rein) ist, gern für Reinigungsmittel, Erfrischungstücher usw. verwendet.

Am Schluß dieses Abschnitts noch ein Wort zur wechselseitigen Beeinflussung von Duft und Stimmung. Unsere jeweilige Gemütsverfassung beeinflußt natürlich ganz erheblich unsere Wahrnehmung und damit die Beurteilung eines Duftes. So kann es zum Beispiel geschehen, daß wir an Tagen, an denen es uns nicht gut geht, auf den einen oder anderen Duft ganz anders reagieren als an Tagen, an denen wir «vor Kraft überfließen». Dies bedeutet natürlich, daß wir jeden Duft immer *bewußt* und *mit Einfühlungsvermögen* auswählen und dosieren sollten. So sind alle Aufstellungen, Rezepturen und Empfehlungen in diesem Buch nicht als starre Anwendungsmuster zu sehen, sondern als Hilfe, um selbst die optimale Form der Anwendung zu finden!

Erotik: Lebendig oder langweilig

Frau Schön kommt nach Hause. Sie zieht sich heute abend besonders attraktiv an, denn ihr Freund Wolfgang kommt zum Abendessen. Noch schnell etwas Schmackhaftes zu essen machen, die Wohnung lüften, ein Parfüm auftragen, Kerzen anzünden. Es soll so richtig gemütlich werden. Endlich ist alles vorbereitet, und da kommt Wolfgang auch schon. Eine innige Umarmung, ein erstaunter Blick von ihm: Was ist das für ein neuer Duft auf ihrer Haut? Ein wohliges Gefühl breitet sich in seinem Körper aus. Sie fühlt es auch und lacht. Es wird ein schöner Abend …

Seit Jahrtausenden ist es dasselbe Spiel, und endlich sagt uns die moderne Wissenschaft, warum wir es so gerne spielen: Bestimmte Düfte erzeugen über den Hypothalamus und das Hormonsystem eine erotisierende Wirkung. Durch komplexe Reaktionen des Körpers schütten Keimdrüsen und Nebennierenrinde die Hormone Gestagen, Östrogen und Gonadotropin sowie den sexuell stimulierenden Neurotransmitter Oxytocin aus. Auf solche Hormonstöße reagieren wir affektiv, d. h. spontan und emotional. Mit Ausnahme des Oxytocin, das belebend und anregend wirkt, haben all diese körpereigenen Stoffe die natürliche Folge, daß wir uns innerlich lockern und lösen. Beides ist ja eine wichtige Voraussetzung für freudvollen, sinnlichen Sex.

Düfte erzeugen über den Hypothalamus und das Hormonsystem eine erotisierende Wirkung

Eines muß hier jedoch ganz deutlich klargestellt werden: Kein Duft der Welt führt zu einer so starken affektiven Reaktion, daß sich das «Objekt Ihrer Begierde» willenlos Ihren geheimsten Wünschen hingeben würde. Natürlich gehören erotisierende Düfte zu jenen Düften, die allgemein als angenehm empfunden werden. Sonst würden sie ja ihren Zweck verfehlen! In der subjektiven Einschätzung ihrer Wirkung aber ergänzen sich die positive Beurteilung der Beteiligten und die neurophysiologische Anregung ihrer Libido gegenseitig.

Bemerkenswert ist, daß einige Pflanzendüfte chemische Verbindungen aufweisen, die den Körperdüften der Menschen sehr ähnlich sind. Diese speziellen Verbindungen duften also ganz ähnlich wie wir selbst, und sie bewirken, daß wir mit ihnen den menschlichen Körperduft assoziieren. Sie können daher – wie die Pheromone – als Sexuallockstoffe wirken. Sandelholz etwa besitzt eine olfaktorische Ähnlichkeit mit dem männlichen Androstenol. Bestimmte Düfte weisen sogar eine interessante Affinität zu bestimmten Menschentypen auf: Zypresse, Geranie und Myrrhe ähneln dem Körperduft Blonder, Weihrauch dem Brünetter und

Rothaariger und Styrax dem Dunkelhaariger. Übrigens gibt es im Moschuskörneröl auch ein pflanzliches Pendant zum Sekret des Moschushirschen, das man von jeher in der Parfümherstellung nutzt, weil ihm eine aphrodisierende Wirkung nachgesagt wird.

Eine Mischung von Düften, die Körperdüften ähneln, und Düften, die die Produktion von Sexualhormonen anregen, kann eine spürbare sexuelle Stimulation zur Folge haben. Erotisierende Düfte zu nutzen muß aber nicht unbedingt heißen, Sex haben zu wollen! «Sexuell» bedeutet zunächst einmal, lebendig zu sein. In diesem Sinne verstanden, dienen die erotisierenden Düfte nicht als Lockmittel, sondern als eine wohltuende Stimulanz für jede Art kreativer, angeregter Tätigkeit. Versuchen Sie es mit zwei Tropfen Moschuskörneröl und zwei Tropfen Ylang-Ylang, einfach in eine Duftlampe gegeben, wenn Sie den schöpferischen Gedankenaustausch in einer Diskussionsrunde oder einer Lerngruppe fördern wollen. Sie werden sehen, wie stimulierend diese als «erotisierend» eingestuften ätherischen Öle sich auch auf geistige Prozesse auswirken können – ohne schmachtende Blicke nach rechts und links.

Eine Reihe von Düften mit aphrodisierender Wirkung

Im folgenden noch eine Reihe von Düften mit aphrodisierender Wirkung. Treffen Sie Ihre Auswahl nach persönlichem Geschmack und – natürlich – je nach situativem «Bedarf»: Cistrose, Jasmin, Moschuskörner (stark), Muskatellersalbei, Narzisse, Patchouli, Rose, Sandelholz, Styrax, Tonka, Weihrauch (sanft), Vetiver (sanft), Ylang-Ylang, Zimtblüte (Cassia).

Nicht zu vergessen diejenigen Düfte, die unsere Libido eher dämpfen – auch ihre Wirkungen können mitunter als segensreich empfunden werden: Kamille, Majoran und Lavendel. Auch bei Düften wie Zitrone und Minze kommt normalerweise keine erotische Stimmung auf.

Nerven- und Muskelspiele:
Gestreßt oder entspannt

Das Monatsende naht. Herr Meier, Unternehmer, muß seine Umsatzstatistik fertigstellen. Daneben sind natürlich noch die regulären Geschäftsangelegenheiten zu erledigen. Überdies mahnen zwei Lieferanten Zahlungen an, und die letzte Lieferung eines Hauptlieferanten war beschädigt. Da muß man einen klaren Kopf behalten. Für Herrn Meier heißt es, bei allem Streß auch noch entspannt zu bleiben, sonst verliert er den Überblick! Aber in diesen Situationen weiß er sich zu helfen. Er gibt ein paar Tropfen ätherische Öle in seinen Duftzerstäuber und lehnt sich erst einmal zurück. Dann ruhig und gezielt überlegen: Was wird zuerst gemacht?

Etwas Spannung tut gut, vor allem, wenn wir «Leistung bringen» müssen. Zuviel Spannung schadet jedoch, weil dann nämlich der natürliche Rhythmus zwischen Anspannung und Entspannung nicht mehr funktioniert. Unser Nervensystem möchte abwechselnd im Zustand der Anspannung und Entspannung sein: ersteres am liebsten tagsüber, letzteres nachts. Zuständig für den richtigen Rhythmus unserer biologischen Uhr ist das vegetative Nervensystem, das aus zwei Regelkreisen besteht: Der eine (Parasympathikus) möchte sich entspannen und ruhen, der andere (Sympathikus) etwas leisten, aktiv sein. Es ist der Sympathikus, der über das Hormonsystem die sogenannten Streßhormone ACTH, Adrenalin und Cortisol erzeugen läßt. Sie beschleunigen den Herzschlag, erhöhen den Blutdruck, hemmen die Verdauung, spannen die Muskeln an. Für unser ganz persönliches Befinden lautet das Ergebnis: Wir sind gestreßt, angespannt und nervös. Oft wissen wir sogar ganz genau, welche Situation oder welches Verhalten diesen Streß bewirkt. Fragen Sie sich selbst, was Ihre «neuralgischen Situationen» sind: etwa der Stau im Verkehr? Die bevorstehende Prüfung? Eine Auseinandersetzung mit dem Boß, der Ehefrau oder dem Vermieter? Wohnung gekündigt, Arbeitsplatz in Gefahr? Alles gute, sehr gute Gründe für den Streß, denn damit sind Angst und Unsicherheit verbunden.

Weniger offensichtlich sind Streßverursacher im Unterbewußtsein: unterdrückte Gefühle, unerfüllte Sehnsüchte und Wünsche, verdeckte Wut und angestauter Ärger. Auch hier kommt es zur vermehrten Produktion von Streßhormonen im Körper. Aus irgendeinem Grunde hat die Natur uns dafür keine Abwehrstoffe gegeben. Im Gegenteil: Es ist, als ob wir eine Lektion erhalten sollen, um den Streß bewußt zu reduzieren. Da wir das oft nicht können, beginnt eine Art Teufelskreis: Cortisol vermehrt die Angst, Adrenalin steigert die Aggressionsbereitschaft. Wohin damit? Unsere Gesellschaft gibt uns in den seltensten Fällen die richtige Möglichkeit. Deshalb ist es einen Versuch wert, den Teufelskreis von Streß und Angst, Aggression und neuem Streß mit gezielt gesetzten Reizen direkt «an der Quelle» zu unterbrechen, nämlich im hormonellen Haushalt. Bestimmte Düfte können einen derartigen Reiz setzen. Ein Schritt, um Streß abzubauen, kann deshalb in der bewußten Anwendung der richtigen Düfte liegen.

Düfte können einen Reiz setzen, um Streß abzubauen

Die nächste Abbildung zeigt, daß Sie den Streß-Teufelskreis z. B. mit Lavendel blockieren können. Mit EEG-Messungen wurde bewiesen, daß dieser Duft im Gehirn Alpha-Wellen auslöst, wie sie für einen entspannten, meditativen Zustand unseres Gehirnes charakteristisch sind. Konkrete Messungen bewiesen auch, daß dadurch sogar Theta-Wellen entstehen können, die einem Zustand tiefer Meditation, dem Ruhen des Verstandes und der Emotionen entsprechen. In einem solchen Zustand fällt aller Streß von uns ab. Biomedizinisch erklären kann man diese Wirkung des Lavendels heute noch nicht. Die «Erfahrungswissenschaft der

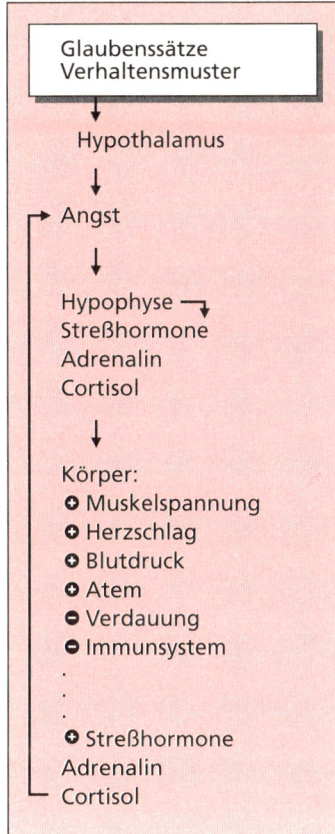

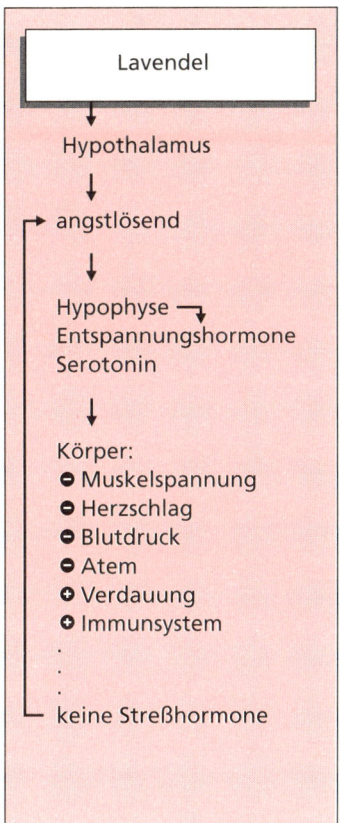

Abbau innerer Spannungen durch den Lavendelduft

Düfte» jedoch sagt uns, daß das Wesen dieser Pflanze eine sehr hohe Schwingung besitzt. Das Stimmungsbild ihres ätherischen Öls ist Klarheit, und dieses Stimmungsbild überträgt sich durch seinen Duft auf unser mentales Befinden. Unsere Schlußfolgerung: Erhöhen Sie Ihre mentalen Schwingungen, und bauen Sie Spannungen ab, indem Sie in kritischen Situationen vorbeugend Lavendel einsetzen. Sie

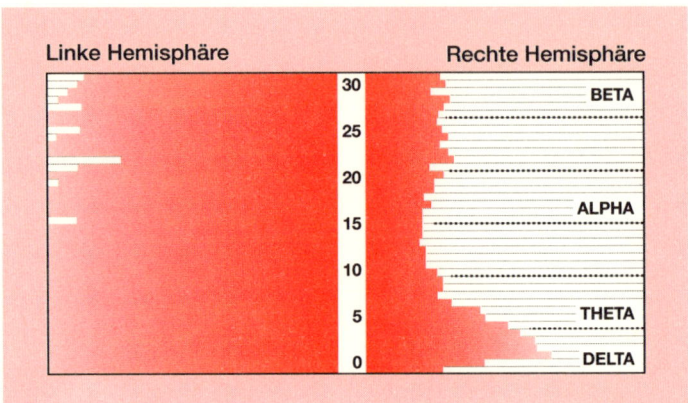

Hyperaktivität der
linken Gehirnhälfte

werden sehen, Sie kommen dann seltener in den wirklich
schädigenden Streß.

Der physiologische Erklärungsversuch der seelischen
Wirkung des Lavendelduftes führt ins Gehirn. Durch eine
bestimmte Region des Gehirns (Raphe Nucleus) wird der
Botenstoff Serotonin aktiviert, der Muskulatur und Nerven
entspannt. Serotonin gilt als der «Stoff des allgemeinen
Wohlbefindens». Wir werden ihm im Kapitel über Schlafen und Träumen nochmals begegnen. Auch der Duft
der Muskatnuß wirkt entspannend; er hemmt die streß-
bedingte Erhöhung des Blutdrucks. Besonders wichtig
jedoch: Wenn Sie allgemein unter erhöhtem Blutdruck leiden, bleibt diese Wirkung der Muskatnuß aus. Auch Endorphine, denen wir bereits bei der Erörterung des Zustands
der Freude begegnet sind, wirken entspannend und
streßregulierend; ihre Produktion wird durch die ätherischen Öle von Jasmin, Ylang-Ylang, Rose und Pampelmuse
angeregt.

Jede Art von Streß findet ihren Ausdruck natürlich auch
in der Tätigkeit des Gehirns. Die folgende Abbildung ver-

schafft einen sehr anschaulichen Eindruck, was dann geschieht:

Die betreffende Person steht stark unter Streß. Ihre linke Gehirnhälfte ist hyperaktiv, in der rechten Gehirnhälfte aber bleibt es verdächtig ruhig – ein anschauliches Beispiel dafür, was wir umgangssprachlich als «Unausgeglichenheit» bezeichnen.

- *Streßreduzierend* wirken Basilikum, Benzoe, Bergamotte, Geranie, Jasmin, Kamille, Lavendel, Majoran, Mandarine, Melisse, Muskat, Muskatellersalbei, Narzisse, Neroli, Patchouli (starke Dosierung), Petitgrain, Rose, Sandelholz, Tolu, Vetiver, Wacholder, Ylang-Ylang, Zeder, Zypresse.
- *Nervenstärkend* wirken Basilikum, Kamille, Latschenkiefer, Lavendel, Majoran, Melisse, Muskatellersalbei, Petitgrain, Rosmarin, Salbei, Wacholder, Zypresse, Zimt.
- *Ausgleichend* auf das vegetative Nervensystem wirken Davana, Vetiver.
- *Nervenanregend* wirken Salbei, Rosmarin, Patchouli (geringe Dosierung), Pinie, Ysop (von daher nicht empfehlenswert bei nervlicher Belastung und Epilepsie).

Erinnerung: Direkter Zugriff oder Vergessen

Herr Schulte muß einen Bericht über die gestrige Besprechung mit den Technikern seines Unternehmens anfertigen. Er betrachtet seine Aufzeichnungen und stellt fest, daß ihm wichtige Fakten fehlen. Was sagte noch Kollege Huber, der Ingenieur? Herr Schulte ruft sich die Situation erneut ins Gedächtnis. Man saß im Besprechungsraum. Es gab frischen Kaffee. Neben ihm saß Herr Huber. Duftete er nicht nach einem frischen, fruchtigen Parfüm? Sie saßen an dem ovalen Holztisch, der wie die Möbel im Arbeitszimmer seines Vaters roch. Ach ja, Huber sagte …

Wir alle haben es schon festgestellt: Unser Erinnerungsvermögen steht in engem Zusammenhang mit unserem Riechsinn. Wer könnte sich nicht an bestimmte, besonders einprägsame Kindheitserinnerungen «riechend» erinnern? An den Duft eines einst geliebten Menschen, den wir nicht vergessen können? Ein markanter Duft ist wie ein Erinnerungsanker im Meer des Vergessens, das sonst so viel verschlingt.

Düfte mobilisieren die Erinnerung

Eines zeigt die Beobachtung dieses erstaunlichen Phänomens sehr klar: *Angenehme* Düfte bringen schöne Erinnerungen zurück, *unangenehme* Düfte weniger schöne. Dabei muß das, was Sie jetzt riechen, nicht vollkommen identisch mit dem sein, was Sie damals gerochen haben. Auch ähnliche Düfte mobilisieren die Erinnerung. Erinnerungen sind Gedanken, die vom Gehirn als ein Impuls an den Thalamus geleitet werden, der ein Gefühl entstehen läßt. Das wiederum wirkt sich auf das vegetative Nervensystem aus, und dadurch werden Körper, Geist und Psyche miteinander verbunden. Negative Erinnerungen erzeugen negative Emotionen, deshalb können sie Anspannung und Streß auslösen. Positive Erinnerungen erzeugen positive Emotionen, deshalb bedeuten sie Wohlbefinden und Entspannung.

Aber nicht nur Gefühlserinnerungen können durch Düfte wieder abgerufen werden, sondern auch intellektuelle Eindrücke, bis hin zu Fakten, die im Unterbewußtsein gespeichert wurden. Tests am Psychologischen Institut der Yale University zeigten, daß Düfte die Gedächtnisleistung signifikant steigern können. Die Testergebnisse in Versuchsgruppen, die einem bestimmten Duft ausgesetzt waren, den sie bewußt erlebten, fielen um 20–25 Prozent besser aus als in den Gruppen, die den Test ohne Dufterlebnis absolvierten. Dabei spielte es keine Rolle, ob es sich um angenehme oder unangenehme Düfte handelte; Voraussetzung war lediglich, daß der Duft bewußt wahrgenommen wurde.

Herr Huber in unserem Beispiel tat deshalb instinktiv das Richtige, als er sich seine Geruchswahrnehmungen in der erinnerten Situation gezielt ins Gedächtnis rief. Es ist nicht weiter schwierig, dies zu einer Technik zu entwickeln. Wann immer man sein lückenhaftes Gedächtnis auffrischen will, sollte man bewußt versuchen, sich der Gerüche zu entsinnen, die in der betreffenden Situation vorhanden waren. Mit etwas Übung wird diese Methode zur Selbstverständlichkeit. Ich selbst habe von ihrem Nutzen oft profitiert, besonders in Drucksituationen, wenn die mentalen Funktionen im Zustand latenter Aufgeregtheit nicht so funktionieren, wie man es sich gerade dann wünscht.

Entscheidungen: Unsicherheit oder auf die innere Stimme hören

Frau Müller fühlt sich seit langem müde, träge, desinteressiert und kränklich. Das macht ihr Sorgen. Ein nebulöser Zustand, ohne konkrete Anhaltspunkte, warum es so ist. Jeden Tag schleppt sie sich ins Geschäft, jede Entscheidung fällt ihr schwer. Sie hat keine Energie mehr. Diese Arbeit gefällt ihr nicht mehr. Eigentlich wäre sie gerne Ärztin geworden. Hätte sie doch damals auf ihre innere Stimme gehört.

Wer rät uns, wie wir uns richtig zu entscheiden haben? Wer sagt uns, wohin wir gehen, wie wir unser Leben gestalten sollen, wie eine wichtige Frage zu beantworten ist? Berühmten Forschern wurden in Momenten tiefer Entspannung, gerade als sie *nicht* über ihr Problem nachdachten und seine Lösung einmal nicht verstandesmäßig erzwingen wollten, die besten Erkenntnisse zuteil. Wie im Falle des berühmten Chemikers Kekulé, dem die Ringstruktur von Benzol im Traum erschien.

Manchmal ist es, als ob eine innere Stimme zu einem inneren Ohr spricht, als ob uns ein Gefühl aus dem Bauch lenkt. Plötzlich offenbaren sich uns Lösungen, Antworten, Entscheidungen, um die wir lange vergeblich gerungen haben. Diesen plötzlichen Durchbruch der Erkenntnis nennen wir Intuition. Gesteuert wird er wohl aus jenem innersten Bereich unseres Seins, den wir mit dem Wort «Seele» bezeichnen. Die Seele enthält gleichsam unseren Fahrplan fürs Leben, unser gesamtes Bewußtsein und Unterbewußtsein, und sie ist Ursprung unserer Lebensenergie. Stefano Sabetti sagt es in seinem Werk «Lebensenergie» treffend: «Die Seele sucht sich einen Körper, nicht umgekehrt.» Die Seele benutzt den Körper, solange wir leben, und sucht nach allen möglichen Wegen, sich in den Handlungen des Menschen auszudrücken. Sie sendet ihre Impulse zum Geist des Menschen. Ihr «Lautsprecher» ist der Verstand, der die Schöpfungen des Geistes als verständliche Begriffe hörbar werden läßt. In bestimmten begnadeten Daseinsmomenten ist es so, als ob ein übergeordnetes, alles überschauendes, vorausschauendes Wissen existiert, das sich intuitiv offenbart.

Intuition «geschieht» also, sie bedarf nicht des Denkens und kann auch nicht begriffen werden. Manchmal betreffen die intuitiven Eingebungen banale Dinge, wie die Wahl des richtigen Essens oder wo Sie in einer fremden Stadt mit dem Auto abbiegen sollen, um das gesuchte Haus zu finden. Darüber hinaus gibt es weitaus wichtigere Eingebungen, die wir mit «Erleuchtung» oder «Offenbarung» bezeichnen. Hier wirken Erinnerung, Verstand und Geist zusammen. Anders ausgedrückt: Die Seele spricht zu Ihnen durch den Geist. Es können wichtige Hinweise, Erkenntnisse für Ihr Leben oder die Lösung einer Frage sein. Die Zen-Buddhisten nennen dies «Satori», der Hellene Archimedes rief «Heureka» (Ich hab's gefunden!), der moderne Mensch hat ein «Aha-Erlebnis». Bleiben Sie in diesem Zustand, sind Sie dauererleuchtet – normalerweise sind es leider immer nur kurze Momente.

Blitzartige Erleuchtungserlebnisse ergeben sich vorzugsweise in Phasen der mentalen Ruhe, der Entspannung, wo wir «die Seele baumeln lassen». Faulenzen, Sich-treiben-Lassen, Tagträumen, Ruhen sind wichtige Voraussetzungen für Intuition.

Seit der große Philosoph Aristoteles vor etwa 2000 Jahren die Rationalität als das oberste Prinzip menschlichen Handelns populär machte, leben die Menschen des Abendlandes «vernünftig». Denken, Planen, Organisieren stehen hoch im Kurs, die Intuition hingegen ist zur Domäne einer besonderen Elite geworden, die man als «Genies» bezeichnet. Intuitives Erkennen ist heute vor allem bei Männern stark verkümmert. Doch da unsere Welt immer komplexer wird und uns mit immer mehr Informationen versorgt, die eine verstandesmäßig «richtige» Entscheidung unmöglich machen, müssen wir der Intuition wieder zuhören lernen.

Um die Intuition zu trainieren und Kontakt mit der Seele aufzunehmen, können auch Düfte hilfreich sein: Hyazinthe, Lavendel, Lorbeer, Melisse, Muskatellersalbei, Myrte, Narde, Salbei, Wacholder, Weihrauch, Ysop.

Düfte, um die Intuition zu trainieren

Hirnleistungen: Links, Rechts, Mitte

Frau Schön hat eine arbeitsreiche Woche hinter sich. Freitag abend will sie es sich richtig gemütlich machen und einmal ganz abschalten. Aber daraus wird wieder nichts. In ihrem Kopf kreisen die Gedanken um ihre Arbeit, um Begegnungen mit Kunden, um das bevorstehende Treffen mit ihrer Freundin. Wie ein Karussell drehen sich ihre Gedanken immer wieder um Dinge, die schon vorüber sind oder erst noch kommen werden.

Frau Schön befindet sich in einer inneren Verfassung, die von John Lennon einmal treffend charakterisiert wurde: «Wir verbrauchen den heutigen Tag, um die Pläne für morgen zu machen.» Hinzuzufügen wäre noch: ... und indem wir uns als geistige Wiederkäuer der Erfahrungen von gestern betätigen. Eigentlich befindet sich unser bewußter Teil nur dann überwiegend im «Hier und Jetzt», wenn wir dazu durch äußere Anlässe gebracht werden: durch konzentrierte Arbeit, durch den Anblick eines attraktiven Menschen oder durch irgend etwas anderes, das unsere Aufmerksamkeit fesselt. Es stürmt heute natürlich auch so viel auf uns ein, daß wir immer irgendwie beschäftigt sind. Sobald wir aber zur Ruhe kommen, «fallen wir in ein tiefes Loch». In diesem «Loch» wartet nicht süße Entspannung auf uns, sondern der Energieüberhang eines Tages oder einer ganzen Woche muß erst einmal abgearbeitet werden. Es müssen gar keine konkreten Sorgen sein, die uns dann innerlich in Betrieb halten. Es ist einfach die Tatsache, daß wir alle tendenziell «viel zuviel um die Ohren haben».

Hier geht es nicht darum, den zivilisatorisch bedingten Mangel an bewußter Entspannungsfähigkeit zu beklagen oder zu analysieren. Ich will nur auf gewisse Grundvoraussetzungen in der Funktionsweise unseres Gehirns hinweisen, die damit zu tun haben. Indem wir sie zu verstehen und zu nutzen lernen, verschaffen wir uns die Möglichkeit, mit Hilfe von Düften gezielt etwas gegen den peinigenden Dauerlauf der inneren Gedankenmühle zu tun.

Düfte wirken hemisphärisch auf das Gehirn ein

Unser Gehirn arbeitet bekanntlich hemisphärisch, d. h., die rechte und die linke Gehirnhälfte haben unterschiedliche Funktionsbereiche. Auch Düfte wirken hemisphärisch auf das Gehirn ein. Hier liegt die Chance, mit ihrer Hilfe einzelne Bereiche des Gehirns zu aktivieren bzw. zu beruhigen. Nachgewiesen ist, daß bestimmte Düfte jeweils auf die rechte bzw. linke Seite oder auf das Mittelhirn und Zwischenhirn einwirken. So regt Rose die rechte, Zitrone die linke Hemisphäre, Immortelle dagegen das Mittelhirn an. Kurzgefaßt die Funktionen der Gehirnregionen:

Linke Hemisphäre	Logisches, pragmatisches Denken
Mittel-/Zwischenhirn	Unterbewußtsein, «Tor zur Seele»
Rechte Hemisphäre	Emotionen, Sympathie, Intuition
Bei ausgeglichener Aktivität	Klarheit, entspannte Aufmerksamkeit

Ich möchte auch hier nicht einfach nur die schulwissenschaftliche Sichtweise präsentieren, sondern stütze mich darüber hinaus ganz bewußt auf die ganzheitliche Erfahrungswissenschaft. Demnach ist die Aktivität der linken Gehirnhälfte am Yang-, die der rechten am Yin-Prinzip orientiert. In unserem Beispiel «befindet» sich das Bewußtsein von Frau Schön überwiegend in der linken Hemisphäre. Von Intuition kann da keine Rede sein! Um die zwanghafte Aktivität ihres Denkorgans zu reduzieren, sollte Frau Schön die rechte Hemisphäre aktivieren. Dank der spezifischen Schwingungen der Düfte kann sie sich dazu bestimmter Düfte bedienen. Vorschläge für die richtigen ätherischen Öle finden Sie im hinteren Teil des Buches. Deren Wirkung wird durch Veränderungen im Charakter der Gehirnwellen dokumentierbar, die das EEG aufzeichnet. Bei Anwendung von Lavendel konnte, wie wir erfahren haben, eine Beruhigung der Gehirnwellen bis in den Theta-Bereich hinein beobachtet werden. Diese Form der Gehirnwellentätigkeit entspricht tiefer Entspannung. Die Wellenform, die im Beta-Bereich einer aufgewühlten See gleicht, nimmt im Theta-Bereich die Gestalt einer sanften Dünung an.

Um die Gehirnaktivität allgemein zu harmonisieren, empfiehlt sich eine ausgewogene Duftmischung, die alle Gehirnregionen aktiviert. Eine ausgeglichene Funktionsweise beider Bereiche, ähnlich wie bei der tiefen Meditation, kann die Hirnaktivität bis in Theta-Bereiche führen und hat weitreichende positive Wirkungen: Die Muskulatur wird gelöst, die Nerven beruhigt, erregte Emotionen klingen ab, das Bewußtsein weitet sich aus. All das wird erreicht, wenn der unkontrollierten, mechanischen – und fruchtlosen – Tätigkeit des Verstandes erfolgreich ein Ende gesetzt wird.

Ein östliches Sprichwort lautet: Der Verstand ist ein guter Diener, aber ein schlechter Herr. Darum geht es – nicht um unkritisches «Abschalten» des Verstandes. Um Herr im eigenen Hause zu bleiben, braucht unser Bewußtsein eben die eine oder andere Hilfestellung. Je mehr Ruhe im Verstand herrscht, desto gesünder leben Sie auch. Desto eher haben Sie Momente der Eingebung, Intuition, der inneren Klarheit und Harmonie von Körper, Geist und Seele.

Die folgende Abbildung dokumentiert diese Zusammenhänge durch die Gehirnwellenaktivität. Vergleichen Sie dieses Gehirnwellendiagramm mit den Diagrammen, die Streßsituationen zeigen, und Sie werden verstehen, was mit «Harmonie» gemeint ist.

Ätherische Öle für mentale Ausgeglichenheit

Die ätherischen Öle für mentale Ausgeglichenheit: Benzoe, Douglasie, Elemi, Galbanum, Labdanum, Lavendel, Muskatellersalbei, Myrrhe, Narde, Patchouli, Salbei, Sandelholz, Styrax, Weihrauch, Ysop, Zeder.

Diese ätherischen Öle sind auch die traditionellen Düfte, die für Meditation genommen werden. Bei der Meditation tritt eine ungewöhnliche Wachheit und Klarheit, eine verkürzte Reaktionszeit, eine Intensitätssteigerung bzw. Sensibilisierung Ihrer Sinneswahrnehmungen auf. Sie werden feinere und höhere Schwingungen (Energien) wahrnehmen. So könnten Sie auch in den vollen Genuß von Düften, Tö-

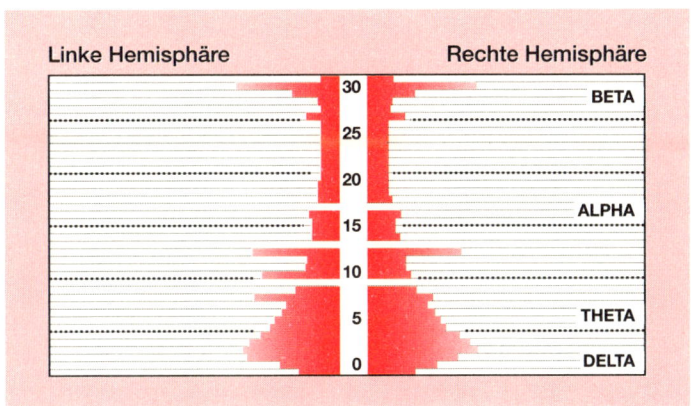

Linke Hemisphäre		Rechte Hemisphäre
	30	BETA
	25	
	20	
	15	ALPHA
	10	
	5	THETA
	0	DELTA

Hirnwellentätigkeit im Meditations-zustand

nen, Berührungen, Speisen, Getränken kommen, die sie sonst nur in einem reduzierten Maß wahrnehmen. Meditation als Gegenstück zu unserem neurotischen, hektischen Dasein bedeutet, daß sich das Gehirn in einem ausgeglichenen Zustand befindet und das Bewußtsein aktiviert ist. Dabei wird aus der «Dünung» der Gehirnwellen nun ein Bild wie die glatte Oberfläche eines Sees. Das bedeutet: Sie nehmen zwar alles, was um Sie herum und in Ihnen selbst geschieht wahr, aber Sie beurteilen es nicht und identifizieren sich nicht mehr damit. Also kommt der Kreislauf der Gefühle und Gedanken zur Ruhe, und der Körper entspannt sich völlig. Den Verstand «verlieren» Sie dabei nicht. Sie schalten ihn bei Bedarf wieder ein, vom Herrn ist er zum Diener geworden.

Schlaf- und Traumzeit für Nervöse:
Keine Ruhe ohne die richtigen Düfte

Es ist Wochenende. Herrn Schultes zehnjährige Tochter aus
erster Ehe ist bei ihrem Vater. Um 20 Uhr geht sie zu Bett.
Doch sie ist unruhig und findet lange keinen Schlaf. Endlich
eingenickt, träumt sie schlimme Dinge, die sie immer wieder wach werden lassen. Am nächsten Morgen ist sie natürlich müde und zerschlagen. Am Abend darauf läuft alles jedoch ganz anders: Der Vater tropft etwas Orange auf den
kleinen Duftstein neben ihrem Bett und macht dann das
Licht aus. Diese Nacht kann seine Tochter ruhig schlafen.

Stellen Sie sich vor, jemand würde Ihnen nachts frischge-
mahlenen Kaffee neben das Bett stellen. Sie würden wahrscheinlich sofort aufwachen, denn dies ist der Geruch, der
dem mitteleuropäischen Menschen signalisiert: Wach werden, Aktivität beginnen. Während wir schlafen, atmen wir,
und daher nehmen wir auch in dieser Zeit Düfte wahr.
    Ungestörter, tiefer Schlaf ist nicht nur wichtig für die Re-
generation des Körpers, sondern dies ist auch die Zeit des
Träumens. Träume sind Mittel des Unterbewußtseins, zur
inneren Konfliktlösung und Informationsbewältigung. Im
Traum erscheinen manchen Menschen sogar Symbole der
Vorhersehung, der Mahnung – sie sind der Ruf des Selbst,
daß wir die Verpflichtung zu innerer Entwicklung auf uns
nehmen. Also sind Schlaf und Traum eine Zeit der Heilung
für Körper, Geist und Psyche. Schon die Antike kannte den
Begriff des Heiltraumes. Wenn wir aber feststellen, daß
heute die wenigsten Menschen gut einschlafen oder durch-
schlafen können, dann kann auch keine Heilung oder innere
Entwicklung auf diesem Wege stattfinden.
    Düfte, die die Produktion des hormonellen Botenstoffs
Serotonin stimulieren, wirken als Schlafhilfen. Sie fördern

den Schlaf, weil sie das vegetative Nervensystem entspannen und harmonisieren.

Schlaffördernde ätherische Öle sind: Basilikum, Benzoe, Bergamotte, Kamille, Lavendel, Majoran, Melisse, Neroli, Orange, Rose, Sandelholz, Vanille, Ylang-Ylang.

**Schlaf-
fördernde
ätherische Öle**

Aber bitte sehr gering dosieren, sonst schlägt die Wirkung in eine schlafraubende Reizung um!

Düfte führen nicht nur den Schlaf herbei, sie lassen uns auch träumen: und zwar so, daß es gut für uns ist. Wußten Sie, daß wissenschaftliche Untersuchungen zeigen, daß ca. 21% aller Kinder schlecht träumen oder regelmäßig Alpträume haben? Wahrscheinlich ergeht es vielen Erwachsenen nicht anders. Das wäre bei der aggressiven, angstfördernden Art der Fernsehunterhaltung, die einen Großteil der heutigen Abendgestaltung bildet, auch nicht weiter verwunderlich. Hier können Düfte helfend eingreifen. Sie können Träume anregen und sogar deren Inhalte mitbestimmen. Dies ist keine Phantasterei, sondern das Ergebnis einer Untersuchung durch Prof. Dr. Hatt von der TU München! Er stellte fest, daß angenehme Düfte, wie Orange, tatsächlich auch angenehme Träume fördern.

Traumfördernde Öle, z. B. auch für Träume mit symbolischen Inhalten, sind: Immortelle, Muskatellersalbei, Muskat, Ylang-Ylang. Bei Alpträumen: Bergamotte, Kamille, Mandarine, Melisse, Orange, Rose, Ylang-Ylang.

**Traum-
fördernde Öle**

Gefühle: Unterdrücken oder zulassen

Der bewußte Umgang mit den ätherischen Ölen und das Beduften von Räumen führt erfahrungsgemäß zu einer Sensibilisierung der sinnlichen Wahrnehmung. Das Bewußtsein für die eigene unmittelbare Umwelt wird intensiviert, uns werden viel mehr und auch viel feinere Sinnesreize bewußt als zuvor. Das bedeutet, Ihr Gefühlszentrum erhält mehr

Aktivitäts-Anreize als zuvor, und Sie erfahren einen Zuwachs an emotionellem Erleben.

Wie gehen Sie nun aber mit den Gefühlen und Stimmungen um, die durch die Düfte «hochkommen»? Auf keinen Fall sollten Sie sie unterdrücken. Ich bin der Meinung, auch nicht am Arbeitsplatz, selbst wenn alle Welt sagt, Gefühle zu zeigen sei dort nicht opportun. Der Unsinn dieser Einstellung wird deutlich, wenn man sich vor Augen führt, daß wir üblicherweise am Arbeitsplatz mehr Wachzeit des Tages verbringen als zu Hause. Neueste Studien untermauern wissenschaftlich, was wir selbst täglich erfahren: Effektives, leistungsbezogenes Denken fällt nicht etwa leichter, wenn wir unsere Emotionen ausschalten. Im Gegenteil – alle wichtigen Entscheidungen, die wir treffen, haben eine emotionale Komponente. Bevor der Verstand eine rationale Erklärung findet, ist emotional längst entschieden. Menschen, die infolge von Gehirnverletzungen ihre emotionale Erlebnisfähigkeit eingebüßt haben, können auch keine vernünftigen Entscheidungen treffen, berichtet der Neurobiologe Antonio Damasio.

Ein arabisches Sprichwort sagt: Machst du die Vernunft zu deinem Gott, springt dir der Teufel ins Genick. In der Sprache der Psychologie ausgedrückt: Unterdrückte Gefühle beweisen ihre Macht über uns durch die «Wiederkehr des Verdrängten»: in Form von Neurosen, Tics, Irrationalitäten aller Art. Leben Sie nur nach der Vernunft, kommen Ihre Gefühle zu kurz. Das Herz hat Gründe, die der Verstand nicht kennt, meinte auch der französische Denker Blaise Pascal. Halten Sie es auch so: Geben Sie Ihren Gefühlen Raum und Zeit, damit sie sich angemessen ausdrücken können.

Um Ihre Gefühle zu beleben, greifen Sie am besten zu Düften, die Ihnen besonders zusagen

Um Ihre Gefühle zu beleben, greifen Sie am besten zu Düften, die Ihnen besonders zusagen. Wenn wir davon ausgehen, daß die rechte Gehirnhälfte für Emotionen zuständig ist, werden Sie bei den Düften unter dieser Rubrik bestimmt einige finden, die Ihnen gefallen.

Ausklang: Tips für die Praxis

Nutzen Sie die große Wirkung kleiner Dosierungen

Ein scheinbares Paradox, aber dennoch wahr: Die feinstofflichen Energiezentren und das Gehirn reagieren nicht nur auf starke, kurzfristige, sondern vor allem auf konstante, schwache Energiefelder bzw. Duftreize. (Eine Erfahrung übrigens, auf der die ganze Homöopathie beruht!) Die Erfahrung hat gezeigt, daß sehr geringe Duftmengen (auf adaptiertem Niveau gehalten, d. h., ohne daß man sie erkennen kann), die intensivsten geistig-seelischen Wirkungen haben.

Nutzen Sie die Lernfähigkeit Ihres Geruchssinnes

Bei längerer Anwendung werden Sie immer weniger Öl brauchen, da Sie zunehmend sensibilisiert werden.

Nutzen Sie den «Placebo-Effekt»

Bereits die Erwähnung eines Duftes kann durch eine schon gemachte positive Erfahrung auch viel später noch körperliche, mentale und psychische Reaktionen auslösen. Manche meiner Klienten fühlten sich bereits durch die Ankündigung der Anwendung eines Duftes entspannt. Wenn etwas hilft, ist es auch gut!

Nutzen Sie das Angenehme mit dem Nützlichen

Bei allen hier empfohlenen Düften ist die gewünschte Wirkung nur dann zu erzielen, wenn ein Duft als angenehm empfunden wird. Sonst wird Ihr Unterbewußtsein ganz automatisch alle wohltuenden Wirkungen verhindern. Bei langfristigem Umgang mit Düften lösen sich allerdings oftmals ursprüngliche Abneigungen auf, so daß

sich Ihnen eine immer größer werdende Vielfalt von Düften
anbietet.

Nutzen Sie die Abwechslung
Bei der Beduftung oberhalb der Bewußtheitsschwelle gilt:
Das Wechseln von Düften, die gleiche Wirkungen oder Assoziationen hervorrufen, ist ratsam. Sonst kommt es zu einer Gewöhnung: Die Aufmerksamkeit schwindet, die Wirkung läßt nach.

Bewußt mit Düften leben: Anregungen für Beruf und Freizeit, zu Hause und in der Öffentlichkeit

Wohnen mit Düften

Sie beziehen ein Haus oder eine Wohnung, wo vor Ihnen schon andere Menschen lebten? Dann sollten Sie daran denken, Ihre neue Umgebung von den Schwingungen der Vorbewohner zu reinigen – zu «klären», wie es im Fachjargon heißt. So, wie es beim Beispiel Arbeitsplatz bereits beschrieben wurde. Gerade Ihr eigenes Heim sollte einen Duft haben, der Ihnen absolut zusagt. Sie werden ihn zwar nach einiger Zeit nicht mehr bewußt wahrnehmen, aber er bleibt mitbestimmend für Ihr Wohlbefinden und Ihr Harmoniegefühl. Dieser «Grundduft» ist eine wichtige Voraussetzung, um sich in den eigenen vier Wänden wirklich daheim zu fühlen. Durch beständige subtile Beduftung einer Wohnung bilden sich minimale, kaum wahrnehmbare Duftreste. Wohnungen, die kontinuierlich beduftet werden, besitzen ein Energiefeld, das Befinden und Denken der Menschen zum Positiven hin beeinflußt. Ein typisches (negatives) Beispiel aus dem Beziehungsleben:

Ehepaar Müller hat ständig Auseinandersetzungen, die sich, fast körperlich fühlbar, als niedrige, negative Schwingungen akkumulieren. Praktisch jeden Abend, besonders wenn beide gerade von der Arbeit heimgekommen sind, werden sie von Streitlust ergriffen. Die negative Stimmung

Kontinuierlich beduftete Wohnungen besitzen ein Energiefeld, das Befinden und Denken der Menschen zum Positiven hin beeinflußt

ist förmlich mit Händen zu greifen, und schon beginnen sie wieder verbissen zu diskutieren.

Denn so könnte es doch auch gehen:

Kommt Frau Müller müde und gestreßt nach Hause, gibt sie einige Tropfen ihrer Lieblingsdüfte in die Duftlampe: wahlweise etwas fürs Herz, zur Innenschau, für Klarheit, für Lebendigkeit. Dann zieht sie sich erst einmal um. Innerhalb weniger Minuten beginnt das Wasser in der Duftlampe zu dampfen, die Düfte schweben durch den Raum. Bald verwandeln sich Frau Müllers Stimmung und Befinden: Die Müdigkeit verfliegt, ihre Nerven beruhigen sich, sie fühlt sich gut. Beste Voraussetzungen, um die positive Schwingung auch auf ihren Mann zu übertragen.

Duftkultur in Wohnung und Haushalt

Hier noch einige weitere Beispiele für echte Duftkultur in Wohnung und Haushalt:

Frau Maier hat ihre Freundinnen zu einem Essen eingeladen. Nach dem Kochen riecht die ganze Wohnung natürlich nach Küchendünsten. Sie lüftet kurz und gibt 10 Tropfen Cajeput, 5 Tropfen Zitrone und 2 Tropfen Orange in ihren Duftventilator. Nach wenigen Minuten sind die Gerüche wie weggezaubert.

Im Bad hat sie einen Duftstein auf dem Heizkörper, der regelmäßig mit Lemongras beträufelt wird. So duftet das Bad immer frisch. Im Schlafzimmer steht eine schöne Schale mit getrockneten Blüten, auf die sie einige Tropfen Rose gibt, was ihr beim Einschlafen hilft. Vor allem bei Vollmond ist dies eine Hilfe, weil sie dann normalerweise sehr unruhig schläft. An solchen Abenden legt sie sich ein Dufttuch mit Rose, Zeder und Orange neben das Kopfkissen, um die Anspannung und Nervosität zu lösen. Wenn sie spürt, daß sie einschläft, schiebt sie das Tuch einfach unter das Kissen.

Frau Maiers Nachbarin, Frau Sauber, ist umweltbewußt. Ihren Öko-Putz- und Spülmitteln gibt sie einige Tropfen Lavandin, Orange oder Zitrone bei. Die Einrichtung aus dunklem, massivem Naturholz im Wohnzimmer wird mit Jojobaöl, Zeder und Sandelholz gepflegt, so daß der Raum immer einen feinen natürlichen Holzduft hat. Zeder und Sandelholz wirken entspannend und seelisch zentrierend: die ideale Mischung für entspannte Abende zu Hause.

Das waren einige Beispiele, wie Düfte zur Wohnkultur beitragen können. Ob Sie sich entspannt, angeregt, wach, erotisiert oder schläfrig fühlen wollen, ob Sie Musik genießen möchten oder einfach nur das Nichtstun – es gibt immer Düfte, die Ihnen dabei helfen.

Weiter unten erhalten Sie Duft-Anregungen nach der Lehre des Feng-Shui, die für die Gestaltung Ihrer Räume interessant sein könnten.

Arbeiten mit Düften

Für die meisten von uns ist es selbstverständlich, daß wir nur einen begrenzten Einfluß darauf haben, in welchen Räumlichkeiten wir arbeiten und wie das Raumklima am Arbeitsplatz beschaffen ist. Unangenehme und schädliche Gerüche können zum Streßfaktor im Beruf werden. Oft ist das den Betreffenden gar nicht bewußt. Deshalb möchte ich jeweils zwei negative und positive Beispiele gegenüberstellen:

Unangenehme und schädliche Gerüche können zum Streßfaktor im Beruf werden

Negatives Beispiel 1: Seit drei Monaten ist Inge Schreiber auf der Suche nach einem neuen Arbeitsplatz als Chefsekretärin. Heute ist wieder ein Bewerbungsgespräch. Sie betritt das Gebäude der Werbeagentur. Auf dem Weg zur Personalchefin muß sie durch das Großraumbüro. Zigarettenqualm beherrscht den Raum; Kaffeeduft, Parfüm, Ozon vom Kopierer, Papier- und Aktenmuff, Lösungsmittel aus Klebstoffen und Filzschreiber bilden eine im wahrsten

Sinne des Wortes «reizende» Duftkomposition. Sie weiß sofort, daß sie hier nicht arbeiten könnte, ihr Atem stockt, und ihre Augen beginnen zu brennen.

Positives Gegenbeispiel: Herr Bitmann ist Informatiker. An seinem neuen Arbeitsplatz fühlt er sich viel wacher und konzentrierter als am vorigen, wo er ständig unter Kopfschmerzen und Anspannung litt. Sein Büroraum ist jetzt nicht wesentlich größer, und doch empfindet er jeden Morgen, wenn er ihn betritt, das Gefühl von Weite und Frische. Das ist kein Zufall: Auf der Fensterbank steht ein elektrischer Duftstein, der eine Mischung aus Tanne, Lavendel und Zitrone enthält.

Negatives Beispiel 2: Beim Betreten der Halle 2 der Fahrzeugfabrik A. überkommt den Facharbeiter Schloßmann jeden Morgen ein Gefühl der Übelkeit. Die Dünste von Schmier- und Kühlmitteln der Werkzeugautomaten und anderer Maschinen beherrschen den Raum. Es fällt schwer, sich um konzentriertes Arbeiten zu bemühen. Mittags in der Kantine empfängt ihn der übliche Essensgeruch. Seltsam: Egal, was an Essen geboten wird – es riecht immer gleich. Na denn guten Appetit!

Positives Gegenbeispiel: Seit drei Stunden schon tippt Frau Fleißig die Korrespondenz der Abteilung Kundenservice. Endlich ist Zeit für eine Pause. Sie nimmt die Flasche mit der selbst zusammengestellten Duftmischung und sprüht zwei-, dreimal in die Luft. Sofort verändert sich die Atmosphäre im Raum und damit auch ihre Stimmung. Orange, Limette, Pampelmuse und Linaloeholz entspannen sie und hellen ihre Gefühle auf. Gelöst nimmt sie sich die Statistik vor, das Weiterarbeiten fällt nicht schwer.

Rufen wir uns noch einmal in Erinnerung, was im vorigen Kapitel über innere Einstellungen gesagt wurde: Düfte, die als angenehm empfunden werden, müssen nicht einmal bewußt erkannt werden, um unsere Einstellung zu Umwelt und Mitmenschen zu verändern. Angenehme Düfte unterstützen auch die Entwicklung einer harmonischen Beziehung zwischen dem arbeitenden Menschen und seiner Arbeitswelt. Andererseits gilt natürlich ebenso: Auch üble Raumdüfte beeinflussen unser körperliches, mentales und emotionales Befinden. Ihre negative Wirkung ist wenig bekannt, aber sehr wohl von Bedeutung. Viele Menschen verbringen ihren Arbeitstag in einer «unnatürlichen» Umgebung, sie sind ständig synthetischen Gerüchen ausgesetzt, die arm an Lebensenergie, aber «reich» an lebensfeindlichen Schwingungen und Störfeldern sind.

Natürliche Düfte leisten einen wichtigen Beitrag für das Wohlbefinden, denn sie stellen den nötigen Kontakt zur Natur wieder her. Neben den spezifischen Zielsetzungen einer fachgerechten Raumbeduftung – Entspannung, Konzentration, Aufmerksamkeit, Bewußtheit – wird die allgemeine harmonisierende Wirkung natürlicher Düfte als so wohltuend empfunden, daß manche Störfaktoren schon dadurch ausgeglichen werden. Wird der Duft eines Raumes als angenehm oder gar als ausgesprochen sympathisch beurteilt, schaltet sich unsere Empfindung automatisch auf «positiv». Wir spüren ein hochschwingendes Energiefeld, das den Eindruck von Licht, Wärme und Frische vermittelt. Damit ist eine wichtige Voraussetzung geschaffen, um freudig und entspannt arbeiten zu können.

Im vorigen Kapitel haben wir bereits mentale Wirkungen von bestimmten Düften kennengelernt, die für die Arbeitssituation förderlich sind: Rosmarin regt die Denkfähigkeit an, Zitrone stärkt die Aufmerksamkeit und schärft den Verstand, Lavendel und Lorbeer schenken Klarheit, Eisenkraut

Düfte, die als angenehm empfunden werden, müssen nicht einmal bewußt erkannt werden, um unsere Einstellung zu Umwelt und Mitmenschen zu verändern

**Möglichst
entspannt
tätig sein und
unnötigen
Streß
vermeiden**

hält wach und frisch. Darüber hinaus möchten wir natürlich möglichst entspannt tätig sein und unnötigen Streß vermeiden. Komponieren Sie sich eine Mischung von Düften, die diesen Anforderungen gerecht wird:

4 Lavendel, 2 Zitrone, 2 Rosmarin, 1 Litsea oder
5 Douglasie, 5 Lavendel, 5 Zitrone oder
10 Bergamotte, 5 Melisse, 3 Zeder, 3 Pampelmuse,
2 Myrte

Riecht es an Ihrem Arbeitsplatz auch nur unterschwellig unangenehm, dann fühlen Sie sich ständig gestreßt. Streßlindernde Düfte allein würden auf lange Sicht keine Abhilfe leisten. Maskieren Sie aber die unangenehmen Gerüche mit sympathischen Düften, die gleichzeitig streßlindernd wirken, wird die Wirkung optimal sein. Was nehmen Sie gegen unangenehme Raumgerüche? Eine Patentlösung ist nicht möglich. Sie müssen schon einige Düfte ausprobieren. In jedem Fall werden geruchsneutralisierende ätherische Öle wie Cajeput, Lavendel, Litsea, Lemongras, Minze, Ysop, Zitrone, Zirbelkiefer erste Wahl sein. Unter diesen Ölen befindet sich eines, das gleichzeitig entspannend, streßlindernd und mental klärend wirkt: Lavendel. So kommen wir zu einer neuen Mischung:

**Geruchsneutra-
lisierende
ätherische Öle**

5 Zirbelkiefer, 5 Lavendel, 3 Pampelmuse, 6 Lemongras

Angenommen, Sie arbeiten, wie ich im Moment, kreativ. Ich schreibe jetzt so vor mich hin, wobei ich mich beim Nachdenken auch noch auf das Tippen konzentrieren muß. Zwischendurch warte ich auf gute Einfälle, um mein Thema möglichst lebensnah und verständlich darzulegen. Also laufen bei mir zwei mentale Programme gleichzeitig ab: Meine rechte und linke Hemisphäre sind gleichzeitig oder wechselweise aktiv. Wie ich den letzten Satz gefunden habe, weiß ich jetzt schon gar nicht mehr, er kam sicherlich aus meinem «Geist», aber wohl kaum allein aus dem Verstand! Ganz bestimmt werden auch Sie bei schöpferischer Arbeit auf Ihr gefühlsmäßiges Erfassen zurückgreifen. Für kreative Arbeit können Sie Düfte wählen, die kreativitätsfördernd sind: Bergamotte, Hyazinthe, Jasmin, Limette, Myrte, Eisenkraut, Zimt. Davon können wir jetzt Öle nehmen, die außerdem noch die Konzentration unterstützen. So kommen wir zu der Mischung:

Düfte, die kreativitätsfördernd sind

1 Jasmin, 2 Eisenkraut, 6 Bergamotte

Diese Komposition ist auch für einen lebendigen Austausch unter Menschen förderlich, da sie das feinstoffliche Steuerzentrum für Kommunikation anregt. Jetzt dürfte es Ihnen weniger schwerfallen, zu sagen, was Sie zu sagen haben. Oder einen Vortrag zu halten, vor vielen Menschen frei zu sprechen, Verkaufsgespräche zu führen – wann immer Sie Ihren Auftritt haben.

Düfte lassen unsere Arbeit zu einer freudigen Tätigkeit werden! Statt mit tiefer Sorgenfalte auf der Stirn können Sie entspannt Ihre Maschinen oder Steuerdisplays überwachen – ohne dabei unkonzentriert zu werden. Sie können Ihre Briefe und Rechnungen schreiben, ohne sich aus Hast ständig zu verschreiben und sich darüber auch noch zu ärgern. Sie können an Ihrem Arbeitsplatz sein, ohne unter üblen Gerüchen zu leiden. Kurz: Sie können ohne jenen unnötigen Streß, der uns täglich das Leben schwer macht, tätig sein – mit den richtigen Düften.

Natürlich können Düfte nicht alles schön und heil machen. Aber sie vermögen es sehr wohl, uns unser Leben lebenswerter zu gestalten. Probieren Sie es aus! Eine Duftlampe, einen Duftstein oder Duftventilator im Büro, in der

Werkhalle, im Lager – wo auch immer – kann in der Tat zum Wohlbefinden aller beitragen.

Wenn Sie in der glücklichen Lage sind, einen neuen Arbeitsplatz zu beziehen und sogar ein eigenes Zimmer erhalten, sollten Sie mit Hilfe sympathischer Düfte die Schwingungen Ihres Vorgängers klären. Je länger ein Mensch einen Raum benutzt hat, desto mehr haben sich seine Energien auf alle Gegenstände des Raumes übertragen. Mit bewohnten und benutzten Räumen ist es wie mit getragenen Kleidern, die auch nach dem Waschen den Duft, die persönliche Schwingung des Trägers behalten. Sie können diese Schwingungen durch eine bewußte Veränderung der Raumluft weitgehend neutralisieren. Wacholder, Salbei, Myrte und Weihrauch sind dafür hervorragend geeignet. Machen Sie die Probe aufs Exempel: Versuchen Sie zu erspüren, wie sich der Raum vor und nach der Beduftung «anfühlt».

Eine ganz ähnliche Situation ist gegeben, wenn Sie mit einem anderen Menschen in ein und demselben Raum zusammenarbeiten. Haben Sie nicht auch manchmal das Gefühl, daß der Raum vollständig mit der Energie dieses Menschen ausgefüllt ist? Kollegial und hilfreich wäre es doch, wenn Sie gemeinsam zu dem Entschluß kämen, dem Raum eine «Eigenschwingung» zu verleihen, die für Sie beide gleichsam neutral wäre. Möglicherweise werden dadurch manche Machtkämpfe ausbleiben, die sonst «aus unerfindlichen Gründen» aufkommen.

Erprobte Mischungen für die Arbeitswelt

Abschließend noch einige erprobte Mischungen für die Arbeitswelt:

Mental fit
6 Zitrone, 2 Lemongras, 2 Lavendel
Balsam für die Nerven
6 Lavendel, 2 Muskatellersalbei, 2 Myrte

Angst, Unsicherheit
4 Muskatellersalbei, 2 Bergamotte, 2 Pampelmuse
Aufregung und Nervosität
4 Ylang-Ylang, 2 Geranie, 3 Sandelholz, 3 Honig
**Luftreinigend, konzentrationsfördernd, schwingungs-
neutralisierend, energetisierend**
7 Wacholder, 2 Muskatellersalbei, 2 Minze

Sympathie und Ablehnung

Frau Maier holt ihre Freundin, die in einem Geschenkeladen arbeitet, zum Mittagessen ab. Der Duft von Geschenkpapier, Holz, Trockenblumen und Duft-Potpourris erfüllen den Raum. Die Kolleginnen ihrer Freundin sind ihr sehr sympathisch, sie wirken alle freundlich und offen.

Neben dem individuellen Körperduft, der in einer bestimmten Entfernung nicht mehr bewußt erfahrbar ist, beeinflussen Raumdüfte unsere Wahrnehmung und Einschätzung der Menschen um uns herum. Studien zeigen, daß wir einen Raumduft unbewußt auf Menschen übertragen, die sich in diesem Raum befinden. Angenehme Raumdüfte erleichtern soziale Kontakte, sie lassen die Menschen ganz einfach sympathischer erscheinen. Ist der Raum stark genug beduftet und werden dadurch Körperdüfte maskiert, geht die Übertragung so weit, daß wir von diesen Menschen unter Umständen bessere Fertigkeiten, höhere Intelligenz, mehr Erfolgschancen und mehr Erfahrungen im Umgang mit Menschen erwarten. Natürlich ist immer vorausgesetzt, daß man selbst den betreffenden Duft – ob unbewußt oder bewußt – mit diesen Eigenschaften verbindet. Wird auch noch der individuelle Duft eines einzelnen Menschen als angenehm empfunden, dann wird die positive Übertragung

Angenehme Raumdüfte lassen die Menschen ganz einfach sympathischer erscheinen

nochmals verstärkt. Wenn man sich verliebt z. B. oder sich zu einem fremden Menschen plötzlich auf unerklärliche Weise hingezogen fühlt. In übelriechender Umgebung und/oder bei unangenehmen Körperausdünstungen wäre das sicher nicht geschehen!

Die wichtigsten Entscheidungen im privaten und geschäftlichen Bereich werden im Gefühlsbereich getroffen, und wenn wir noch so viele rationale Erklärungen suchen und finden. Also schaffen Sie doch ganz bewußt eine Raumschwingung, die Harmonie und Sympathie zwischen den Menschen erzeugt! Es ist eine Binsenweisheit: Eine gute Atmosphäre bewirkt allgemeines Wohlbefinden. Wohlbefinden führt zu Sympathie. Und Sympathie unter Menschen bestimmt maßgeblich eine positive (Sympathie-)Entscheidung. Das gilt nicht nur für ein Einstellungsgespräch, sondern auch für Gesellschaften, Konferenzen, Partys. Sie können ein gesellschaftliches Ereignis durch die richtigen Düfte kommunikativ, offen und lebendig oder auch besinnlich und still gestalten. Hier einige Duftmischungen, je nach Bedarf einzusetzen:

Sie können ein gesellschaftliches Ereignis durch Düfte gestalten

Locker, offen	5 Litsea, 5 Petitgrain, 1 Jasmin
Besinnlich, ruhig	2 Weihrauch, 2 Narde, 4 Bergamotte
Harmonisch	2 Rose, 7 Lavendel, 2 Neroli

Aber auch das Gegenteil kann eintreten. Seien wir ehrlich: Eine «persönliche Duftnote» ist dort, wo Menschen ständig zusammen sein *müssen*, nicht selten der Grund für ständige Reibereien, Streit oder gar massive Ablehnung. Starker Körpergeruch, der auf einen anderen Menschen subjektiv unangenehm wirkt, verursacht Streß. Dieses verbreitete Problem wird noch verschärft durch die Tatsache, daß der Körpergeruch in einer Art Tabuzone angesiedelt wird. Schon deshalb wirkt es verletzend, überhaupt ein Gespräch darüber führen zu wollen. So wird nicht nur eine Lösung des Problems erschwert, sondern es wird auch sein gravierender Charakter hartnäckig ignoriert.

Gewisse Ergebnisse von Tierversuchen sollten uns nachdenklich machen. Sie zeigten, daß Affen, die gezwungen wurden, in einem Raum zu leben, der mit den Pheromonen des Herrscher-Affen beduftet war, nach einer intensiven Streßphase fast alle starben. Gewiß muß hier nochmals betont werden, daß der Mensch auf der gegenwärtigen entwicklungsgeschichtlichen Stufe in seiner Geruchswahrnehmung und -verarbeitung nicht (mehr) so sensitiv ist wie seine engsten Verwandten im Tierreich. Doch wird, wie wir bereits mehrfach gesehen haben, die Bedeutung, die Düfte nach wie vor für unser Wohlbefinden, für gegenseitige Sympathie oder Antipathie haben, gewaltig unterschätzt. Von daher dürfte verständlich werden, warum Menschen immer wieder berichten, daß für sie bestimmte Beziehungen zur Qual werden, weil sie den Körperdüften eines Menschen unausweichlich ausgesetzt sind. Bei Konflikten am Arbeitsplatz und in Beziehungen ist es also sinnvoll, auch die Rolle der Körperdüfte in Betracht zu ziehen.

Bei zwischenmenschlichen Konflikten ist auch die Rolle der Körperdüfte in Betracht zu ziehen

Lernen und Lehren

In unseren Bildungsstätten riecht es immer irgendwie gleich – nämlich gleich langweilig: ein Gemisch aus den wenig erfreulichen Emissionen der Einrichtungsgegenstände, aus Körpergeruch und abgestandener Luft. Ob Sie eine Grundschule, eine Universität oder Volkshochschule betreten, Sie könnten es mit geschlossenen Augen erraten, in welchem gesellschaftlichen Bereich Sie jetzt sind. Etwas Frische und Lebendigkeit täte gerade hier gut, nicht wahr?

Menschen, die lehren und lernen wollen, müssen sich stundenlang konzentrieren, müssen schwierige oder langweilige Sachverhalte geistig aufnehmen. Ob als Lehrende oder als Lernende: sie alle brauchen genügend frische Luft und am besten auch noch etwas, das ihre Konzentration schärft, ihren Geist wach hält. In einem Versuch an rheinland-pfälzischen Schulen wurde eine auf den ersten Blick etwas seltsame Duftmischung eingesetzt: Veilchen und Minze. Verblüffenderweise führte sie tatsächlich zu einer Verbesserung der Lernleistungen. Erinnern Sie sich bitte an die Aussagen im vorigen Kapitel, was die Aktivierung beider Gehirnhälften betrifft: Bestimmte Düfte können die linke Gehirnhälfte aktivieren und Beta-Wellen erzeugen. Dies wirkt sich offenbar positiv auf die mentale Leistungsfähigkeit aus.

Eine gute Mischung, konzentrationsfördernd sowie luftreinigend und desinfizierend

Eine gute Mischung, die konzentrationsfördernd sowie luftreinigend und desinfizierend (letzteres nicht unwichtig an Orten, wo viele Menschen zusammenkommen) wirkt und darüber hinaus eine positive Einstellung erzeugt, ist beispielsweise:

5 Rosmarin, 5 Lavendel, 5 Zitrone, 1 Minze oder
5 Zirbelkiefer, 5 Lavendel, 5 Zitrone oder
5 Douglasie, 5 Tanne, 5 Wacholder, 1 Rosmarin,
1 Lemongras

Ein solcher Duft kann, um einen optimalen Wirkungsgrad zu erzielen, durch zeitgesteuerte Duftgeräte pulsierend (d. h. in regelmäßigen Intervallen) in die Lüftungsanlagen oder durch elektrische Duftlampen in den Räumen eingesetzt werden. Die zeitlichen Abstände zwischen den Beduftungsintervallen können weit auseinander liegen. Schließlich halten sich die Düfte auch lange in der Umgebung.

Immer wieder ist es in unseren Schulen und Universitäten zu beobachten: Zusätzlicher Streß entsteht durch die Angst vor Versagen, durch die Angst, im Leistungswettbewerb zu verlieren, im Wetteifern um den Erfolg, der angeblich die Welt bedeutet. Das betrifft mittlerweile leider nicht nur die älteren Schüler, sondern zunehmend auch Kinder in den unteren Klassen. Streß, vielleicht noch in Verbindung mit Aggression, macht entspanntes oder gar freudiges Lernen unmöglich. Auch hier können Düfte helfen. Sie können dazu beitragen, eine entspannte, streßärmere Lernatmosphäre zu erzeugen. Im Anhang des Buches finden Sie zahlreiche Möglichkeiten für geeignete Mischungen aus ätherischen Ölen. Als Anregung ein Rezept, mit dem gute Erfahrungen gemacht wurden; diese Mischung enthält entspannende, konzentrationsfördernde, streßreduzierende und zentrierende Komponenten:

Düfte können dazu beitragen, eine entspannte, streßärmere Lernatmosphäre zu erzeugen

3 Sandelholz – entspannend, beruhigend, angstlösend
3 Weihrauch – entspannend, zentrierend, beruhigend, regt Intuition an
5 Lavendel – entspannend, streßreduzierend, angstlösend, luftreinigend
3 Zitrone – konzentrationsfördernd, belebend, mental erfrischend

Natürlich profitieren nicht nur die Lernenden, sondern auch die Lehrenden von angenehmen Düften. Ich selbst kann sagen, daß mir die Arbeit in einem Seminarraum mit ansprechenden, belebenden Düften viel leichter fällt und mehr Freude bereitet. Viele Male konnte ich beobachten, daß Lehrer und Lernende mit Hilfe des richtigen Duftes auf dieselbe «Wellenlänge» kamen. Kommunikation und Austausch wurden spürbar gelöster und freier. Manche Seminare, gleich welchen Inhalts, sind in der Anfangsphase von vorsichtiger Zurückhaltung der Seminarteilnehmer geprägt. Der Seminarleiter oder Lehrer muß trotzdem einen positiven Kontakt mit ihnen herstellen. Stimmungsaufhellende

**Stimmungsauf-
hellende Düfte**

Düfte wie Bergamotte, Pampelmuse, Rose, Ylang-Ylang (sehr gering dosiert), Muskatellersalbei können gute Dienste leisten, um eine Auflockerung der Atmosphäre zu erzielen.

Auch das Lüften der Räume ist eminent wichtig! Oft ist es jedoch nicht hinreichend möglich. Dann können Düfte die Schwingungen vorangegangener Klassen, Seminare, Übungsstunden usw. eliminieren. In den «Schwingungen anderer Menschen» zu sitzen, kann überaus anstrengend und ermüdend sein. Ätherische Öle, die Schwingungen neutralisieren, sind Fichte, Kiefer, Latschenkiefer, Myrte, Wacholder, Salbei.

Bereiten wir uns eine Mischung, die luftreinigend (Körperdüfte), konzentrationsfördernd, mental klärend und gleichzeitig entspannend wirkt. Etwas minzig-frisches, das ca. DM 140,–/Liter (ca. 20–22 000 Tropfen) kostet, also ein sehr solides Preis-Leistungsverhältnis bietet:
7 Wacholder, 2 Muskatellersalbei, 2 Minze.

Krankheit und Krankenhaus

Auch in unseren Krankenhäusern experimentiert man mittlerweile mit Düften, um das Befinden der Patienten zu verbessern. In England ist man über dieses Stadium bereits hinaus; dort steht man der neuen Duftkultur schon viel aufgeschlossener gegenüber. Abgesehen von den schmerzlindernden oder krampflösenden Wirkungen spezieller ätherischer Öle geht es im Krankenhaus auch darum, die hohen Gaben an Beruhigungs- oder Schlafmitteln zu reduzieren. In England wird vor allem Lavendel als Ersatz für kostenintensive und gesundheitsschädliche Schlafmittel eingesetzt. Die Erfahrungen zeigen, daß Patienten den Duft nach einer kurzen Eingewöhnungsphase meist sehr gern der üblichen Tablette vorziehen.

Krankheit ist letztlich eine Folge der Disharmonie von

Körper, Seele und Geist: Der Mensch ist aus seinem natürlichen inneren Gleichgewicht geraten, ist nicht mehr zentriert. Oftmals sind körperliche Symptome auch die Folge psychischer Unausgeglichenheit. Emotional harmonisierende, beruhigende Düfte, die auch die mit dem Aufenthalt im Krankenhaus verbundenen Ängste dämpfen, sind Basilikum, Benzoe, Bergamotte, Lavendel, Muskatellersalbei, Neroli, Orange, Melisse, Ylang-Ylang. Ihr Einsatz in einer harmonischen Mischung bewirkt, daß der geistig-seelische Bereich unserer Existenz eine ihm angemessene Pflege erfährt. Ist es nicht schon schlimm genug, wenn Sie körperlich erkrankt sind? Betrachten wir die durch Zitrone und Douglasie bewirkte Wahrnehmungsveränderung, dann wird klar, daß sich diese Düfte als ausgezeichnetes Stimulans für eine «Heilung von innen» eignen. Ergänzend hinzuzufügen wären – tagsüber bei Bedarf – entspannende Düfte, beispielsweise Lavendel. Daraus komponieren Sie die schwingungserhöhenden Mischungen

Düfte als Stimulans für eine «Heilung von innen»

3 Zitrone, 5 Douglasie, 5 Lavendel oder
2 Zitrone, 5 Douglasie, 3 Muskatellersalbei,

die Ihnen oder Ihren Patienten sicher beim Genesungsprozeß helfen werden! Wohlgemerkt: Das gilt nur für die Anwendung bei Tag. Nachts könnte die stimulierende Zitrone den heilsamen Schlaf verhindern. Dann können Sie Vanille, Benzoe, Orange, Lavendel, Melisse, Neroli, Rose einsetzen. Aber bitte sehr gering dosieren – jeder intensive Duft regt ganz einfach erst einmal an!

Während Sie zu Hause mit allen Möglichkeiten experimentieren können, um Düfte einzusetzen (z. B. das Öl auf das Kopfkissen oder ein Dufttuch tropfen, eine Duftlampe im Schlafzimmer aufstellen, einen Duftventilator im Arbeitszimmer usw.), sind Sie als Patient im Krankenhaus in

Ihren Möglichkeiten sehr eingeschränkt. Die Duftlampe mit der Kerze dürfte dort wegen möglicher Brandgefahr ausgeschlossen sein. Eine einfache und gangbare Alternative ist das Dufttuch mit einem oder zwei Tropfen ätherischer Öle. Selbst wenn Sie im Bett in Ihrer Bewegungsfreiheit sehr eingeschränkt sind, können Sie das Tuch immer noch weglegen oder unters Kissen schieben, wenn der Duft zu intensiv wird. Ihre Zimmergefährten sind auf diese Weise auch nicht gezwungen, sich mit einem ihnen unangenehmen Duft zu «beschäftigen». Auch hier gilt: Ausgewogene Duftmischungen können weitestgehend verhindern, daß eine Komponente, die als störend empfunden würde (aber möglicherweise sehr wirksam ist), überhaupt wahrgenommen werden kann.

Die desinfizierende, antiseptische Wirkung einiger ätherischer Öle

Die desinfizierende, antiseptische Wirkung einiger ätherischer Öle (z. B. Citronella, Lemongras, Tea-Tree, Rosmarin) kann sehr gut genutzt werden, wenn diese Düfte in Duftlampen, Zerstäubern oder einfach während der Reinigung des Zimmers eingesetzt werden. Erstaunlicherweise braucht man für das «Duftlifting» der Reinigung sehr wenig Öl. Die genannten Sorten haben zudem eine weitaus bessere, desinfizierendere Wirkung als die meisten handelsüblichen synthetischen Reinigungsmittel. Übrigens: Wenn Sie Zitrone nehmen, hellen Sie außerdem Raumatmosphäre und Gemüt spürbar auf.

Überzeugen Sie sich selbst davon: Die ätherischen Öle erzeugen ein Schwingungsfeld, das auf den Menschen bewußtseins- und gefühlserweiternd, erleichternd und stimmungsaufhellend wirkt. Damit haben wir in den natürlichen Düften ein ideales Mittel, in kranken bzw. genesenden Menschen ein «Ja zum Leben» zu erwecken. Aber bitte: Die Dosierungen sollten stets sehr gering gehalten werden. Die Schwingungen der Öle könnten sonst die Wirkungen von Medikamenten beeinträchtigen. Vorsichtshalber rate ich auch dazu, die homöopathische Behandlung und die Verwendung ätherischer Öle voneinander zu trennen. Da die Erkenntnisse über die Resonanzen der Energiefelder sowohl der synthetischen als auch der natürlichen Heilmittel noch sehr begrenzt sind, sollten Sie mit klarer Intuition entscheiden. Die meine sagt mir, zurückhaltend zu bleiben.

Freizeit in Bädern, Restaurants und Hotels

Im Kur- und Thermalbad Schönblick hat man erkannt, wie man die Erlebnisqualität auch in Räumen heben kann, die bisher als rein zweckgebunden angesehen wurden: In der Umkleidezone steigen den Besuchern nicht mehr Körpergerüche (insbesondere Fußgerüche) sowie Rückstände von Reinigungs- und Desinfektionsmitteln in die Nase, sondern eine überraschend frische Duftbrise. Dezent wird sie in den Zuleitungen der Frischluftversorgung mitgeführt. Draußen ist es Winter – und trotzdem fühlt sich jeder Gast sofort wie auf einer Frühlingswiese. Er atmet erst einmal freudig durch. Belebt und gutgelaunt begibt er sich nach dem Um- bzw. Entkleiden ins Hallenbad. Es umfangen ihn nicht etwa die typischen Chlor- oder Ozonschwaden, sondern eine zarte, kaum wahrnehmbare Duftmischung, die das Gefühl von Vitalität und Frische aufkommen läßt. Sogar in der Dampfsauna riecht es nicht nach Eukalyptus- oder Fichtennadel, sondern wie ein Hauch von Kräutern und Heu. Mein Rezept für die Sauna:

3 Cajeput, 3 Myrte, 2 Orange, 1 Minze, 1 Lavendel

Mein Rezept für die Sauna

Mit Hilfe von Emulgatoren lassen sich ätherische Öle ohne weiteres mit Wasser mischen. Sie können somit gestreckt in den Saunaaufguß oder auch in vorhandene Bedampfungsgeräte gegeben werden.

Im Hotel «Zum Löwen» in der Schweiz verändern sich die Restaurationsräume – und das Befinden der Gäste – je nach der Tageszeit: Am Morgen wirkt das Ambiente belebend, frisch und hell, am Abend warm, gemütlich und entspannend. Drei Duftmischungen werden tageszeitlich alternierend eingesetzt, um diese Wahrnehmungen und damit das Befinden zu fördern – zum Wohle des Gastes (genaue Beschreibung weiter unten unter «Exemplarische Duftkonzepte»). Bis zum Mittag wird die Mischung Nr. 1 eingesetzt; sie besteht ausschließlich aus Kopfnoten (frisch, luftig, kühl-fruchtig, sonnig): Tanne, Lavendel, Litsea, Zitrone, Bergamotte. Dieser Duft wirkt ungemein belebend, mental anregend, entspannend, stimmungsaufhellend. Außerdem ist er luftreinigend, und das, ohne auch nur entfernt an Reinigungsmittel zu erinnern. Er vermittelt das Gefühl von Weite, Frische und Helligkeit. Am Nachmittag bevorzugt man die Duftmischung Nr. 2 und am Abend Nr. 5.

Dieser Duft vermittelt das Gefühl von Weite, Frische und Helligkeit

Auch Hotels sollen heutzutage nicht nur funktional sein. Man erwartet von ihnen, daß sie für den Gast vom Erlebnis her zu einer echten Herberge werden, ihm Schutz, Geborgenheit und Wohlbefinden bieten. Doch wie sieht die Realität in den meisten Fällen aus? Möchten Sie sich nicht auch oft die Nase zuhalten, wenn Sie ein Hotelzimmer betreten? Dabei könnten Sie in der warmen Jahreszeit von erfrischenden und in der kalten von wärmenden Düften empfangen werden. Statt dessen breitet sich in der Nase das stechende Aroma von Putz-, Wasch- und Pflegemitteln aus, mit denen Möbel, Teppichboden und Bettwäsche bearbeitet werden. Erst nach einer Phase der Gewöhnung nimmt man es nicht mehr wahr – aber nur, weil die Nase sich irgendwann «abgeschaltet» hat.

Es ist wissenschaftlich erwiesen, daß hochdosierte synthetische Duftstoffe Streß auslösen

Es ist wissenschaftlich erwiesen, daß hochdosierte synthetische Duftstoffe Streß auslösen. Also kann es in diesen Räumen nicht wirklich zu Entspannung und Wohlbefinden kommen. Im Hotel, wie überall, wo viele Menschen Räume und Einrichtungen gemeinsam nutzen, wird heftig desinfiziert. Die gängigen Mittel durch duftstofffreie und ökologisch unbedenkliche Mittel zu ersetzen, wäre ein erster Schritt hin zum umwelt- und menschenfreundlichen Hotel. Man könnte jedoch noch weitergehen, nämlich den Mitteln desinfizierende, erfrischend wirkende, natürliche ätherische Öle zugeben.

Für Duftalternativen zum leblosen Mief der Hotelzimmer, zum fragwürdigen Erlebnis, in einem Raum schlafen zu müssen, der noch die Schwingungen der letzten Gäste «beherbergt», kann heutzutage problemlos gesorgt werden. Als Hilfsmittel bieten sich an: die elektrische Duftlampe mit Zeitschalter oder der Duftstein, den das Zimmerpersonal regelmäßig wieder füllt. Und dazu könnten Sie eine der meistakzeptierten, belebendsten Duftmischungen kreieren:

Duftalternativen zum leblosen Mief der Hotelzimmer

Im Frühjahr	5 Douglasie, 5 Riesentanne, 2 Rosmarin, 5 Lavandin
Im Winter	3 Zeder, 3 Orange, 1 Zimt, 1 Vanille

Konferenzen und Versammlungen

Bei der Präsentation in der Firma Geldmann fühlen sich Mitarbeiter und Kunden in letzter Zeit immer sehr wohl. Es wird viel gelacht, sogar wenn es um hohe Etats geht. Etwas Leichtes, Harmonisches ist in der Atmosphäre des Konferenzraums. Alle Anwesenden sind spürbar ruhiger und gelassener als früher. Kein Wunder, denn in diesem Raum steht seit kurzem ein Klimagerät, das Düfte verbreitet. Ganz unauffällig befindet es sich in einer Ecke, denn da unser Riechsinn nicht orten kann, woher ein Duft kommt, ist es gleichgültig, wo sich die Duftquelle befindet. Eine ausgewogene, dem Anlaß und der Umgebung angepaßte Duftmischung verbreitet eine Schwingung, die alle Personen im Raum unmerklich auf eine gemeinsame Ebene, auf eine «Wellenlänge», bringt. Deshalb fällt das Kommunizieren leichter. Und je entspannter sich Menschen fühlen, desto leichter und häufiger haben sie kreative Einfälle. Auf die üblichen Dominanzspiele läßt sich dann auch eher verzichten.

Eine passende Mischung für Konferenzen, Besprechungen, Sitzungen und Tagungen

Eine passende Mischung für Konferenzen, Besprechungen, Sitzungen und Tagungen könnte folgendermaßen aussehen:

5 Litsea, 5 Petitgrain, 1 Jasmin oder
5 Myrte, 2 Geranie, 1 Litsea

Übrigens: Nach stundenlangen konzentrierten Sitzungen sollte unbedingt eine Klärung der Raumschwingung vorgenommen werden. Das gilt natürlich besonders für Konferenzräume in Hotels und Tagesstätten, die von ständig wechselnden Teilnehmern benutzt werden. Dafür sind speziell die Düfte von Salbei, Wacholder, Ysop und Myrte geeignet; sie neutralisieren das Energiefeld stark frequentierter Räume ganz vorzüglich. Auch Konferenz- und Seminarpausen können dazu genutzt werden, die Raumluft zu klären, sie mit einem anderen Duft zu erfrischen und dadurch eine positive Atmosphäre für die Fortsetzung der Beratungen zu schaffen. Damit wird auf subtile, aber wirksame Weise ein Beitrag geleistet, um den typischen Streßfaktoren bei der Zusammenkunft von «Entscheidungsrunden» zu begegnen. Oft geht es hier um viel Geld, immer aber um persönliche Anerkennung. Von daher fehlt es nicht an negativen psychischen Begleiterscheinungen wie Ängsten und Aggressionen. Politische und geschäftliche Besprechungen können ein schmerzhafter Prozeß sein, weil Macht und Stärke gewollt demonstriert werden. Daß diese Form der Kommunikation auch entspannt und sachlich, mit Respekt vor der Würde des einzelnen geführt werden kann – warum soll darüber nicht auch das richtige Duftkonzept mitentscheiden? Meine persönlichen Erfahrungen sagen mir, daß diese Duftkomposition weniger die Belebung und Stärkung, sondern eher die Bewußtseinserweiterung und Förderung der mentalen Klarheit im Auge haben sollte. Wer sich seiner selbst und seiner Umgebung klar bewußt ist und bleibt, der verliert sich nicht in Nebensächlichkeiten und «bleibt in seiner inneren Mitte». Schauen Sie im hinteren Teil des Buches in die Übersicht «Verstand, Geist». Dort werden Sie unter «bewußtseinserweiternd» einige Öle finden, die genau diesen Effekt erzielen. In zahlreichen Seminaren und Vorträgen habe ich erlebt, wie die Teilnehmer schon nach wenigen Minuten wunderbar ruhig, gesammelt und entspannt sogar schwierigsten Zusammenhängen folgen konnten. Ohne von vorab gefaßten Einstellungen, von abschweifenden Gedanken und Gefühlen gestört zu werden, waren sie konzentriert und motiviert bei der Sache. Eine Mischung, die sehr gut für diesen Zweck geeignet ist, besteht aus:

5 Weihrauch, 2 Sandelholz, 2 Ysop oder
3 Styrax, 4 Narde, 3 Sandelholz

Konzentriert und motiviert bei der Sache. Eine Mischung, die sehr gut für diesen Zweck geeignet ist

Öffentliche und private Verkehrsmittel

Eine Notiz aus der Münchner Abendzeitung, Dezember 1993:
    «Der Duft der U-Bahn. Mit einer neuen Duftnote, die aus Lavendel, Minze und Eukalyptus gemischt ist, fährt die Pariser Metro ins neue Jahr. Das Parfüm, das andere schlechte Gerüche wirksam beseitigen soll, heißt ‹Francine›. Der Duft wird mit Putzmaschinen verbreitet.»

Sicher keine unpopuläre Idee, den muffigen Stationen der U-Bahn ein «Duftlifting» angedeihen zu lassen. Überall auf

der Welt haben diesen modernen Höhlenbauten eine be-
drückende, allzeit hektische, niemals entspannte oder gar
freundliche Atmosphäre. Unter der Erde in gekachelten
Schächten mit fremden Menschen zusammen zu sein ist
natürlich auch keine Erfahrung, die uns von Herzen wohl-
sein läßt. Zumal, wenn die Luft mit menschlich-allzu-
menschlichen Gerüchen geschwängert ist. Schauen wir uns
an, was die Pariser Metro-Duftmischung zu bieten hat:

**Pariser Metro-
Duftmischung**

Lavendel Lufterfrischend, geruchsneutralisierend,
entspannend
Unterbewußte/bewußte Wahrnehmung:
Weite, Reinheit
Herznote

Minze Lufterfrischend, geruchsneutralisierend,
mental anregend
Unterbewußte/bewußte Wahrnehmung:
Frische, Helligkeit, Sauberkeit
Kopfnote

Eukalyptus Stark antiseptisch, auch in der Raumluft,
vorbeugend bei Ansteckungskrankheiten;
mental anregend, atmungsanregend
Unterbewußte/bewußte Wahrnehmung:
Gesundheit
Kopfnote

Diese Mischung, deren Gesamtduft wir nur erahnen können, besteht überwiegend aus Kopfnoten, die leicht, frisch,
luftig riechen und als mental belebend erfahren werden.
Das erscheint für den beschriebenen Zweck ideal. Alle Öle
befinden sich in der mittleren Preisklasse – auch das eine
gute Lösung angesichts der städtischen Finanznot. Vielleicht wären die Pariser Duftkompositeure gut beraten ge-

wesen, noch Tea-Tree als vierte Komponente hinzuzufügen, da es fungizid, bakteriostatisch und antiviral ist.

Was für dieses Beispiel gilt, trifft auch auf andere Einrichtungen des modernen Lebens zu, in denen viele Menschen zusammenkommen bzw. die ständig von Menschen frequentiert werden: öffentliche Verkehrsmittel, Warteräume, Personenkraftwagen, Behörden, Toiletten. Überall dort hinterlassen Menschen ihre Duftmerkmale. Oftmals erzeugen die Umstände des Aufenthalts in diesen gesellschaftlichen Bereichen Streß, Unwohlsein, ja unterschwellige Ängste. Diese Örtlichkeiten sind überdies durchweg Multiplikatoren von Infektionskrankheiten, die vor allem die Atemwege befallen. Sie sind darüber hinaus selten gut gelüftet und durchaus nicht immer sauber. Das alles bedeutet zusätzlichen Streß. Die Menschen sind dort meistens in Eile, schon weil sie bemüht sind, sie so schnell wie möglich wieder zu verlassen. Dadurch tragen sie zu noch mehr Streß bei. In vielen öffentlichen Räumlichkeiten könnte durch entspannende, streßreduzierende, aggressionsdämpfende bzw. angstlösende und antiseptische ätherische Öle im Putzwasser, in Reinigungsmaschinen, in pulsierenden Duftspendern oder automatischen Sprühgeräten eine Atmosphäre geschaffen werden, die den Aufenthalt dort angenehmer und gesünder macht. Gesünder im Sinne von weniger Streß, mehr Entspannung, angstfreierer Kommunikation zwischen den Menschen. Zum Ausprobieren einige Mischungen, auch anzuwenden im privaten Bereich (Toilette, PKW):

Antiseptisch, belebend
6 Zitrone, 2 Lemongras, 2 Lavendel

Stimmungsaufhellend, entspannend, beruhigend
10 Bergamotte, 5 Litsea, 3 Zeder, 3 Muskatellersalbei

Beruhigend, schwingungsneutralisierend, mental aktivierend
4 Zeder, 2 Ysop, 2 Wacholder

Löst Angst und Anspannung
6 Geranie, 4 Basilikum

Stimmungsaufhellend, belebend, streßreduzierend
6 Orange, 4 Muskatellersalbei, 2 Pampelmuse

Insbesondere Autos sind heutzutage oft Konzentrationspunkte von allem, was entweder künstlich und leblos oder alt und abgestanden riecht. Eine Sprühflasche mit ätherischen Ölen könnte selbst ein Taxi innerhalb von Sekunden in einen angenehmen Ort für die geplagte Nase verwandeln. Ich fuhr einmal mit einem Taxi in Venezuela an einen völlig unbekannten Ort und mußte mich dem wortkargen, fremden Fahrer anvertrauen. Das Fahrzeug war mit Tolu und Vanille (Assoziationen: warm, weiblich, süß, gelb) beduftet. Ich fühlte mich sofort wohl und sicher. Jegliche Anspannung fiel von mir ab. Eine geradezu magische Erfahrung – doch bitte Vorsicht bei der Anwendung der betreffenden Öle im PKW: Diese Mischung kann in hoher Dosierung die Konzentration und Aufmerksamkeit dämpfen; also sehr gering dosieren, wenn Sie es in Ihrem Fahrzeug ausprobieren wollen.

Anwendungsweise ätherischer Öle

Hier noch Tips zur Anwendungsweise ätherischer Öle im Auto: Sie können einfach einige Tropfen Ihrer Duftmischung auf ein nasses Tuch geben und damit das Amaturenbrett abwischen. Nicht empfehlenswert ist, die ätherischen Öle pur auf synthetische Werkstoffe der Inneneinrichtung zu geben, da vor allem die Zitrusöle diese angreifen. Alternativen: Duftfliese oder Tonbehälter, die von den meisten Händlern ätherischer Öle angeboten werden und Öle in ausreichend großen Mengen aufsaugen. Sie beduften das Fahrzeug lange, aber subtil und sind preiswert. Bitte immer bei reinen ätherischen Ölen bleiben! Die meisten «Duftbäumchen» und Fahrzeugsprays duften zwar intensiv, verursachen aber weder Wohlbefinden noch Entspannung. Passende Duftmischungen für konzentriertes Fahren, vor allem auf Langstrecken, werden von den meisten einschlägigen Firmen angeboten. Menschen, die als Taxifahrer, Zugführer, Busfahrer, Flugzeugpilot tätig sind, aber auch Sie selbst, wenn Sie lange Strecken fahren, müssen über viele Stunden wach, frisch und aufmerksam bleiben. Hier zwei Autofahrer-Mischungen:

Zwei Autofahrer-Mischungen

5 Zirbelkiefer, 5 Litsea, 5 Zitrone oder
1 Eisenkraut, 1 Litsea, 1 Orange, 1 Zitrone, 5 Cajeput

Im Flugzeug kommt es bei vielen Passagieren zu Gefühlen der Enge, Unsicherheit, ja Angst. Auch das Personal klagt auf Langstreckenflügen nicht selten über gereizte Schleimhäute und Augen, und das noch im Zeitalter des Rauchverbots. Während eines Fluges von New York nach München gab ich den sichtbar gereizten und übermüdeten Stewardessen, denen der Jet-lag anzumerken war, einige Dufttücher mit Bergamotte, Lavendel und Minze zum Inhalieren. In München angekommen, berichteten sie, sich ausnahmsweise frisch und wohl zu fühlen. Keine geröteten Augen, keine Schleimhautreizung. Ich selbst habe auf Flügen immer meine Duftmischung dabei, von der ich zwei Tropfen auf ein Tuch gebe, und inhaliere:

2 Bergamotte, 4 Lavendel, 1 Minze

Zur Förderung von «corporate identity» beduften einige Luftlinien Asiens bereits ihre Flugzeuge mit landestypischen Düften. Man besteigt das Flugzeug und spürt sofort

Mischungen, damit ein langer Flug nicht zur Qual gerät

das «gewisse Etwas»: Mit ungewohnter Ruhe und Freundlichkeit geht das Plätzesuchen und Gepäckverstauen vor sich. Wildfremde Menschen beginnen miteinander zu reden. Der Flug gerät fast zur Nebensache, Kinder schreien nicht, Erwachsene sind nicht gestreßt. Fliegen kann tatsächlich zu einer angenehmen, streßfreien Form der Fortbewegung werden! Die folgenden Mischungen erfüllen alle Bedingungen, damit ein langer Flug nicht zur Qual gerät:

Stimmungsaufhellend, harmonisierend, antiseptisch
6 Bergamotte, 2 Pampelmuse, 2 Petitgrain, 2 Cajeput

Nachtflug – entspannt schlafen
4 Lavendel, 1 Orange, 2 Honig oder
4 Zeder, 2 Muskatellersalbei, 1 Orange

Gute Reise!

Baden und Saunen, Sport und Fitneß

Im Fitneßstudio Arnold Bigzeps atmen die Bewegungshungrigen schwer – nicht nur aufgrund der schweißtreibenden Übungen, sondern auch wegen der «dicken Luft», die reichlich mit Körperausdünstungen und dem abgestandenen Geruch von Desinfektionsmitteln geschwängert ist. Neben mir ein Schweißfuß, der in der Laufmaschine transpiriert. Hinter mir ein Knoblauchesser, dessen Hemdchen schon ganz durchnäßt ist. Nun gut, gehe ich also zur Abwechslung zum Pool. Was empfängt mich dort? Tropische, chlorierte Schwüle, und mit jedem Atemzug die Körperdüfte von mindestens 100 Menschen, die diese Woche hier waren. Also weiche ich aus in die Sauna, zur inneren Reinigung. Auch dort jedoch derselbe, wenig erfreuliche Duftcocktail, dazu noch Reste von Fichtennadel, innig vermengt mit beißenden Ausdünstungen von imprägniertem Holz.

Zu Hause angekommen, muß ich erst einmal dringend duschen und meine Füße mit Tea-Tree einreiben. Fußpilz als Erinnerung? Nein danke!

Ganz anders im Studio Florida: Eine leichte, frische Brise aus Koniferen- und Zitrusdüften, die die Atemwege befreit, die Atmung vertieft und die Müdigkeit vertreibt, erleichtert die körperliche Fron im Dienste der Gesundheit. Das ist es doch, was ich eigentlich erwarte! Schließlich habe ich einen langen Arbeitstag hinter mir. Da ist man doch dankbar, erst einmal wieder aktiviert zu werden. Die hohen Schwingungen der Zitrusdüfte beleben mich spürbar. Von Schweißgerüchen übrigens keine Spur: sie sind durch die Kopfnoten der Koniferen (Latschen-, Zirbelkiefer, Pinie, Tanne) maskiert. Ganz nebenbei befreien diese Düfte die Raumluft von Keimen. So wird vor allem in den Wintermonaten, wenn Sauna und Solarium besonders häufig genutzt werden, die Ansteckungsgefahr durch Infektionskrankheiten wie Schnupfen, Erkältung oder Grippe herabgesetzt. Im Solarium dieses Studios duftet es nach Sonne und Strand: der Betreiber des Studios hat eine raffinierte Mischung ätherischer Öle in seine Duftmaschine gegeben. Düfte von Blüten, Kräutern und Bäumen des Mittelmeerraumes geben den Besuchern ein Gefühl, wie wenn sie am Strand wären. Die Sauna schließlich duftet nach Zeder und Orange: welch eine Wohltat!

Eine leichte, frische Brise aus Koniferen- und Zitrusdüften erleichtert die körperliche Fron im Dienste der Gesundheit

So also geht es auch. Mit wenigen, aber entscheidenden Veränderungen, die zudem gar nicht kostspielig sind, wurde aus einem Schweißstudio eine Oase des Wohlgefühls. Etwas ätherisches Öl versprüht, ins Putzwasser gegeben, eine Luftreinigungsmaschine in Betrieb genommen, die auch Düfte verbreitet, eine andere Duftmischung in den Aufguß der Sauna – und die ganze Atmosphäre ist wie verwandelt. Bedenken wir, daß die Menschen, die diese Plätze aufsu-

Düfte, die durch ihre Energiefelder aktivierend auf den Menschen wirken

chen, um sich körperlich zu aktivieren, oft noch einen «Kick» brauchen, um sich zu motivieren und in Bewegung zu kommen. Auch dafür gibt es Düfte, die durch ihre Energiefelder aktivierend auf den Menschen wirken: Zitrone, Rosmarin, Eisenkraut, Cajeput, Salbei, Eukalyptus, Ingwer, Limette, Melisse, Minze zum Beispiel.

Komponieren wir nun eine Mischung, die gleichzeitig antiseptisch, atmungsanregend, desodorierend und energetisierend ist:

3 Eukalyptus, 3 Zirbelkiefer, 2 Zitrone, 1 Litsea oder
6 Zitrone, 4 Minze, 2 Lemongras, 1 Cajeput

Konzert, Theater, Kino

Überall auf dieser Erde, Tag für Tag, sitzen unzählige Menschen in großen Sälen, zu Hunderten eng zusammengepfercht, um dem Kulturgenuß zu frönen. Sei es, daß sie still und aufmerksam der Musik lauschen; sei es, daß sie sich mitreißen und begeistern lassen, dies vielleicht tanzend und singend zum Ausdruck bringen wollen. Beiden Absichten kann eine entsprechende Beduftung des Raumes Rechnung tragen – auch dies ein Beitrag, um das Publikum auf das kulturelle Ereignis einzustimmen: zum Beispiel durch helle, sonnige, frische Düfte für ein stimmungsgeladenes Musikfest und zentrierende, meditativ stimmende Düfte, die eine feinere Wahrnehmung der Musik bei klassischen Konzerten fördern. Vor der Aufführung können durch das Beduften des Saales Energiefelder erzeugt werden, die während des Hörgenusses auf das vegetative Nervensystem und die feinstofflichen Energiezentren des Körpers wirken. Außerdem tragen sie dazu bei, auch das Erleben eines gemeinschaftlichen Empfindens zu ermöglichen. Nicht zuletzt maskieren diese Düfte von einer bestimmten Konzentration an auch störende, unangenehme Raumdüfte, die man in so manchem Konzertsaal findet. Und sie helfen den Besuchern, aus dem hektischen, geschäftigen Alltag reibungslos ins entspannte Genießen der Freizeit hinüberzugleiten. Zur Unterstützung des musikalischen Erlebnisses dürfte es nicht schwerfallen, Duftmischungen zu kreieren, die der Energie oder Emotionalität jeder Art von Musik entsprechen, sei es Ravels «Bolero», Beethovens «Fünfte» oder Soulrhythmen und Heavy Metal. Um Musik zu genießen, können wir das Hörerlebnis durch eine harmonisierende Schwingung von Düften intensivieren. Aus Experimenten auf vielen Duftseminaren weiß ich, daß dann eine starke Belebung oder auch eine tiefe Entspannung, jedenfalls immer eine intensivere Wahrnehmung von Musik und Duft möglich wird.

Eine Beduftung dieser Art, vor allem in großen Sälen, ist natürlich nur mit Duftmaschinen, die über die Lüftungsanlage arbeiten, erreichbar. Ein technisches Problem ist das jedoch nicht; es ist sogar machbar, verschiedene Duftkompositionen während eines Konzerts sequentiell einzusetzen, ohne daß sie sich gegenseitig stören.

«Duft-Science-fiction»? Sicher nicht. Eher ist unser Teil der Welt immer noch als duftkulturelles Entwicklungsland zu betrachten. In Amerika sind die Vorschläge, die hier gemacht werden, bereits Teil der Realität. Daß wir es allerdings auch auf diesem Gebiet so «weit» bringen sollten wie die Japaner, möchte ich nicht unbedingt empfehlen. In Nippon gibt es bereits ein «Duftkino», wo aus mehreren Düsen in der Rückenlehne der Sessel während des Filmes entsprechende Düfte freigesetzt werden: Bei Actionfilmen also bitte die dezente Rauchnote von Schwarzpulver oder verbranntes Gummi von erhitzten Autoreifen. Bei Liebesfilmen die Parfümnote der umworbenen Hauptdarstellerin – oder belieben etwas gewagtere Noten?

Um Musik zu genießen, können wir das Hörerlebnis durch eine harmonisierende Schwingung von Düften intensivieren

Kindergärten, Kinderheime

Wenn wir uns vergegenwärtigen, daß Kinder einen sehr empfindlichen Riechsinn haben (im Fachjargon: eine niedrige Riechschwelle), dann wird verständlich, warum sie auf Düfte so stark reagieren. Die emotionale Situation des Kindes, das im Kindergarten erstmalig die regelmäßige räumliche Trennung vom geschützten Elternhaus erlebt, ist von Unsicherheit und Angst geprägt. Erfolgt der Eintritt bereits in die Kinderkrippe, also im Kleinkindalter, kann die Sensibilität des Kindes für Düfte genutzt werden, um ihm über diese schwierige Schwellensituation hinwegzuhelfen. Eine erprobte Hilfe besteht darin, ihm ein Kleidungsstück der Mutter (Schal, Pullover) mitzugeben, das ihre Körperdüfte trägt. So nimmt das Kind ein Stück Zuhause in die neue, unbekannte Umgebung mit. Aber auch für ältere Kinder läßt sich die emotionale Krise, die sie in Trennungssituationen erleben, mit angstlösenden und streßreduzierenden Düften mildern.

Süße Zitrusdüfte werden von den meisten Kindern bevorzugt

Angesichts einer großen Vielfalt der Möglichkeiten sollten Sie sich auf süße Zitrusdüfte konzentrieren. Sie werden von den meisten Kindern bevorzugt, vor allem Mandarine, Clementine, Orange, Bergamotte. Zum Abrunden nehmen Sie Palmarosa, Linaloeholz, Vanille oder sogar Sandelholz. Alle diese Düfte wirken ungemein belebend und stimmungsaufhellend. Auch innerer Rückzug und Verweigerung können dadurch angegangen werden. Bedenken wir, daß Kinder sehr empfindsam für Schwingungen sind. Gerade deshalb können wir ihnen mit natürlichen Düften ein für ihre Entwicklung förderliches, weil emotional harmonisierendes Umfeld schaffen.

In Kinderheimen ist die Situation für die Kinder oftmals traumatisch, da sie lange Zeit von ihren Bezugspersonen getrennt leben müssen. Ich erinnere mich an meine eigenen

Heimaufenthalte, zu denen ich gezwungen wurde, weil ich angeblich untergewichtig war und zur Mastkur geschickt werden mußte. Heimweh und Trennungsstreß verhinderten dann einen Kurerfolg. Richtig gut ging es mir erst wieder zu Hause. Rückblickend muß ich sagen: Der Geruch in allen diesen Heimen war immer derselbe – Putzmittel, Bohnerwachs, Kindergeruch, alles leicht muffig. Immer hingen «olfaktorische Überbleibsel» der Mahlzeiten in der Luft. Die Waschräume ließen einen schaudern; sie rochen leicht modrig, wirkten kalt und absolut nicht einladend.

Aus gesundheitlicher Sicht besitzen Heime immer ein großes Potential für die Ansteckung mit allen möglichen Krankheiten. Einerseits muß der kleinkindliche Organismus mit neuen Krankheitserregern konfrontiert werden, damit er seine Abwehrstoffe selbst produzieren lernt, andererseits sollen die Kinder davor geschützt werden. Die jahreszeitlichen Wellen von Grippe, Erkältung und Husten können nicht nur durch Medikamente gemindert werden, sondern auch durch antiseptische und wohlriechende Duftmischungen, z. B. aus Bergamotte, Orange, Mandarine, Lavendel, Myrte (süß, blumig, beruhigend, angstlösend), verbunden mit Cajeput, Eukalyptus, Lemongras, Rosmarin, Salbei, Tea-Tree, Wacholder, Zitrone oder Zimt (stark antiseptisch). Im Frühjahr/Winter wird man eher «wärmende» Mischungen vorziehen, etwa aus Orange, Mandarine, Zitrone und Zimt.

Antiseptische und wohlriechende Duftmischungen

Arbeiten Sie selbst beruflich mit Kindern, dann sollten Sie deren spontane Äußerungen zu Gerüchen und Düften ernst nehmen und nicht immer Ihre eigenen Vorstellungen durchzusetzen versuchen. Ich habe oft beobachtet, daß Kinder, die dort aufgewachsen sind, wo Duftlampen oder Duftbäder zum Alltag gehören, eine größere Akzeptanz gegenüber der Raumbeduftung und neuen Düften hatten. Sie haben bereits die Erfahrung gemacht, daß dies eine Erfahrungswelt für sich ist, die Genuß, Harmonisierung und Heilung ermöglicht. Ein Tip am Rande, apropos Duftlampen und ätherische «Öle»: Keine Kerzenlampen benutzen, ätherische Öle kindersicher aufbewahren!

Zwei Mischungen für Kinder:
6 Mandarine, 1 Honig
2 Myrte, 2 Orange, 1 Zitrone

Seniorenheim, Pflegeheim, Sterbebegleitung

Wie viele Menschen fühlen sich beim Betreten eines Heimes eigentlich wohl? Heime bedeuten doch allzu oft Abschiebung und Einsamkeit, immer jedenfalls eine Trennung von der gewohnten Umgebung, ein Sich-einlassen-Müssen mit fremden Menschen. Sie bedeuten auch, obwohl das meist nicht so recht bewußt wird, eine neue, ungewohnte Duftwelt. Wer ins Heim muß, hat Jahrzehnte in seiner eigenen Wohnung verbracht, lebte mit seinen eigenen, ganz individuellen Düften. Nun tauscht er sie gegen eine «kollektive Duftwelt» ein, die in der Regel alles andere als einladend ist. Auch heute noch haben Heime einen ganz speziellen, sehr charakteristischen Geruch: Entweder ist alles «klinisch» sauber und riecht nach den Rückständen verschiedenster Putzmittel, die kein wohliges, heimeliges Gefühl aufkommen lassen. Oder man erhält den Eindruck von muffig, alt, unlebendig. In einer derartigen Atmosphäre kann sich niemand wirklich wohlfühlen. Sie erzeugt Antipathie und Depression, Streß und Unzufriedenheit.

Es ist ein Vorurteil, daß ältere Menschen die subtilen Merkmale ihrer Lebenswelt weniger wahrnehmen als wir, die wir noch «im Leben stehen» (schon dieser Ausdruck ist verräterisch!). So kommt es, wie es kommen muß: zu einem Teufelskreis, in dem immer mehr angstauslösende, lethargisch machende Energien erzeugt werden. Dem können sie mit frischen, belebenden Düften spürbar entgegentreten. Mit Düften, die optimistisch stimmen, stimmungsaufhellend und antidepressiv wirken, z. B. Pampelmuse, Orange, Bergamotte, Limette, Myrte, Muskatellersalbei, Litsea, Eisenkraut, Ylang-Ylang. Zwei Mischungen, um den Beweis anzutreten:

Düfte, die optimistisch stimmen, stimmungs- aufhellend und antidepressiv wirken

5 Zeder, 4 Lavendel, 2 Pampelmuse, 1 Benzoe
4 Muskatellersalbei, 2 Bergamotte, 2 Pampelmuse

Man weiß, daß ältere Menschen gesundheitlich zu Abwehrschwäche neigen. Also ist es angebracht, auch jene ätherischen Öle einzusetzen, die das Immunsystem anregen, z. B. Tea-Tree, Angelikawurzel. Angezeigt sind außerdem Düfte, die stärkend wirken und bei Rekonvalesenz eingesetzt werden können, z. B. Thymian, Salbei, Rosmarin, Zimt. Sie alle wirken auch antiseptisch und halten die Raumluft sauber. Empfehlenswert also auch als Zugabe fürs Putzwasser.

Oft ist in Heimen das Symptom der Appetitlosigkeit (Anexorie) zu beobachten. Eine Studie der Duke University, North Carolina, hat gezeigt, daß aromatisierte Speisen und Getränke hier Abhilfe schaffen können. Wir können diese Wirkung aber auch mit Raumdüften durch Duftlampen erzielen: Bergamotte, Eisenkraut, Pampelmuse, Ingwer, Mandarine, Salbei, Ysop, Zitrone können dazu verwendet werden, selbst Kardamom, Koriander, Kümmel und Oregano, obwohl sie sonst zur Raumbeduftung selten eingesetzt werden.

Nun stellen wir eine appetitanregende, angstlösende, antiseptische Mischung her, um alle erwähnten Bereiche abzudecken:

Appetit- anregende, angstlösende, antiseptische Mischung

5 Bergamotte, 2 Zitrone, 1 Zimt, 1 Benzoe

All diese Vorschläge lassen sich im Prinzip auch auf Erziehungsheime übertragen. Auch dort sind Angst, Frustration, Depression, Wortlosigkeit, Nahrungsverweigerung bekannte Begleiterscheinungen des Lebens.

Wenn ein Mensch im Sterben liegt, müssen wir in den meisten Fällen feststellen, daß das Loslassen vom Leben nicht einfach ist. Nicht nur derjenige, den es betrifft, sondern auch seine Angehörigen und das Pflegepersonal gehen durch einen schmerzlichen Prozeß. Oftmals ist eine Verweigerung der Kommunikation durch den Sterbenden zu beobachten. Doch wie wichtig ist es gerade jetzt, sich noch einmal richtig auszusprechen, sich zu entlasten, um auch loszulassen zu können. Greifen wir auch hier wieder zu Düften, die angstlösend wirken und das Herz öffnen: Lavendel, Rose, Jasmin, Hyazinthe, Narde, Sandelholz, Zeder. Fragen Sie den Sterbenden vielleicht einmal, was er gerne riechen möchte, etwa welcher Duft ihn an seine Kindheit erinnert. Zwei Mischungen zum Loslassen und Klären:

Düfte, die angstlösend wirken und das Herz öffnen

2 Rose, 2 Hyazinthe, 1 Zeder, 1 Narde
4 Muskatellersalbei, 1 Immortelle, 1 Rose

Diese Düfte können durch Duftlampen oder Duftsteine in Zimmern (wobei für jeden Raum bzw. Menschen ein individueller Duft genommen werden kann) oder Duftventilatoren in Gemeinschaftsräumen eingesetzt werden.

Therapie

Wenn Sie sich selbst als Therapeut betätigen und der Darstellung bis hierher gefolgt sind, werden Sie mir vielleicht zustimmen, daß der bewußte und dem jeweiligen Zweck angepaßte Einsatz von Düften durchaus eine Bereicherung und Erleichterung Ihrer Arbeit sein könnte. Aus meiner eigenen Praxis kann ich das bestätigen. Als eine Voraussetzung jeglicher therapeutischer Arbeit sehe ich die Aufgabe, den Klienten oder die Klientin «in den Raum», ins «Hier und Jetzt» zu bringen: Er oder sie muß sich von seinen Alltagsgedanken lösen, um sich der therapeutischen Hilfe zu öffnen. Das ist in der Regel keine leichte Angelegenheit: erstens, weil die wenigsten Menschen so schnell umschalten können, und zweitens, weil womöglich unbewußte Widerstände gegen das Therapieziel aufzulösen sind. Ich möchte einige Beispiele aufzeigen, wie Düfte eingesetzt werden können, um in dieser Situation eine Offenheit und Kooperationsbereitschaft der Klienten sicherzustellen.

Wie Düfte eingesetzt werden können, um Offenheit und Kooperationsbereitschaft sicherzustellen

Wir haben gesehen, daß Düfte die Atmung anregen. Dies ist nicht nur für die Atemtherapie im engeren Sinne nützlich. Eine tiefe und rhythmische Atmung zu unterstützen, ist bei jeder Form der Therapie ratsam. Oft aber ist es schwierig, den Klienten, der flaches Atmen als Normalzustand betrachtet, dazu anzuregen. Stellen sich Verkrampfungen von Mund oder Händen ein, kann die damit aufkommende Angst durch die richtigen Düfte gemindert werden, die in einer harmonischen Mischung miteinander kombiniert werden können. Hier einige Vorschläge:

Atmungsanregend: Latschenkiefer, Fichtennadel, Zirbelkiefer, Tanne, Pinie, Cajeput, Eukalyptus, Minze, Myrte.

Angstlösend: Bergamotte, Römische Kamille, Lavendel, Melisse, Muskatellersalbei, Orange, Weihrauch – aber nicht Ylang-Ylang, da es die Atmung beruhigt.

Arbeiten Sie mit autogenem Training, Meditation, Trance oder Hypnosetherapie? Dann wird es Sie interessieren, daß natürliche Düfte, gut ausgewählt und richtig eingesetzt, Ihre Arbeit mit den Patienten beschleunigen und vertiefen können. Nach meiner Erfahrung ist die Kombination von

Musik und Duft, wenn beide angemessen aufeinander abgestimmt sind, sehr wirkungsvoll. Dazu ist dem Klienten oder Seminarteilnehmer ein Dufttuch, das zwei bis drei Tropfen der Duftmischung enthält, auf Gesicht oder Hals zu legen. Eine andere Möglichkeit besteht darin, den Raum vorher mit Duftlampe oder Duftventilator subtil zu beduften. Während der Sitzung wird sich innerhalb weniger Minuten die gewünschte Reaktion zeigen: Entspannung, innere Ruhe, reibungsloses Umschalten des Bewußtseins auf einen meditativen Zustand. So wird die Kommunikation mit tieferen Schichten der Psyche erleichtert. Erinnerungen aus der Kindheit können abgerufen, schmerzliche Erlebnisse zur Heilung wiederbelebt, negative Einstellungen und Glaubenssätze bewußt gemacht werden.

Es ist eine oft erfahrene Tatsache, daß Menschen mit Hilfe von Düften, auch in Verbindung mit Musik, leichter und rascher in der Lage waren, sich zu öffnen und die eigenen Verhaltensstrukturen zu erkennen. Dies erleichtert auch dem Therapeuten seine Arbeit. Welche Düfte Sie wählen muß natürlich mit dem Klienten abgestimmt werden! Sonst könnte ein mit negativen Assoziationen belegter Duft die Arbeit scheitern lassen. Empfehlenswert sind die im vorigen Kapitel unter «Intuition und Bewußtsein» aufgeführten Öle. Auch hier jedoch gilt: Halten Sie sich nicht sklavisch an

Zeigen Sie Mut zum Probieren

meine Empfehlung, sondern zeigen Sie Mut zum Probieren! Dann finden Sie sicher weitere Düfte, die Ihnen und dem Klienten gefallen und wirken. Nochmals sei darauf hingewiesen, die Düfte sehr sparsam einzusetzen, damit ein zu starker olfaktorischer Reiz nicht vom therapeutischen Geschehen ablenkt.

Die begleitende Arbeit mit natürlichen Düften ist auch eine wertvolle Hilfe für die Psychotherapie, vor allem die Gesprächstherapie. Bitte beachten Sie: Ihre intensive Wirkung kann dazu führen, daß Klienten oder Gruppenmit-

glieder nach der Sitzung sich so weit von ihrem Alltagsbe-
wußtsein entfernen und so tief entspannt sind, daß sie
anschließend eine längere Rückkehrphase benötigen. Auf
keinen Fall sollten sie anschließend Autofahren.

Gruppentherapien oder aktive Meditationen, die mit
intensiver Körperarbeit verbunden sind, wie Bioenergetik
oder Dynamische Meditation, erfordern stimulierende, akti-
vierende Düfte. Hier ist eine Kombination von energetisie-
renden mit desodorierenden ätherischen Ölen anzuraten,
damit die Körperausdünstungen im Raum nicht zu dominant werden. Dies würde bei vielen Menschen Irritationen
oder Abwehr auslösen. Sie können Duftventilatoren einsetzen, die den Raum vor der Übung (diesmal stark!) beduften.

Energiearbeit, die zum Ziel hat, die körpereigene Energie
des Klienten hervorzubringen und zu bewegen, kann mit
Düften hervorragend unterstützt werden. Schon durch das
einfache Einatmen wird Energie in den Kopf-, Herz- oder
Unterleibsbereich gelenkt. In den ätherischen Ölen dürften
Sie Ihre besten Assistenten finden, um die Energiezentren
anzusprechen.

Bis heute völlig unbeachtet geblieben ist die Arbeit mit Düften im Bereich der Psychiatrie. Hier liegt noch ein großes Potential – denken Sie an die nervenstärkenden, beruhigenden
und harmonisierenden Wirkungen bestimmter ätherischer
Öle. Diese können viel dazu beitragen, die Menschen wieder mit natürlicher Lebensenergie zu umgeben, statt daß sie
in innerer Isolation gehalten werden. Inwieweit Mongo-
loide, Autisten oder Legastheniker durch Düfte ihre lebens-
wichtigen Fähigkeiten besser zu entwickeln in der Lage
wären, steht noch offen. Wir können aber davon ausgehen,
daß wir auch diesen Menschen damit helfen können.

Exemplarische Duftkonzepte

Wie aus einer Vielzahl von Düften für einen bestimmten Zweck die richtige Duftmischung konzipiert werden kann

Um dieses Kapitel abzuschließen, möchte ich Ihnen einige Beispiele präsentieren, wie aus einer Vielzahl von Düften für einen bestimmten Zweck die richtige Duftmischung konzipiert werden kann.

Einsatzbereich sind in diesem Fall die Büroräume einer Firma. Es handelt sich um kleine Räume, die mit hellen Holzmöbeln eingerichtet sind. Insbesondere in den Wintermonaten kommt es zu regelmäßigen Wellen von Erkältungskrankheiten. Die Raumluft soll deshalb möglichst weitgehend desinfiziert werden, allerdings ohne die Anmutung «Krankenhaus». Auch die Kantine soll beduftet werden, um dem typischen Essensgeruch zu begegnen. Aus Kostengründen soll für beide Zwecke dieselbe Mischung benutzt werden, und sie soll auch über das ganze Jahr hinweg gleichbleiben. Eine Lüftungsanlage sorgt dafür, daß der Duft in alle Räume gebracht wird. In der Kantine werden zusätzlich Duftventilatoren eingesetzt.

Gewünschte Wirkungen sind also: Konzentration, mentale Klarheit, Reinheit der Luft, Lufterfrischung und -desinfektion. Um allen Anforderungen gerecht zu werden, bedarf es reiner Kopfnoten, die mental belebend und lufterfrischend wirken. Um zu einer genügenden Zahl geeigneter Düfte zu gelangen, unter denen ausgewählt werden kann, sehen wir in den Übersichten im hinteren Teil des Buches nach. Es bieten sich an:

Weit und hell	Erfrischend, reinigend	Konzentrations-fördernd	Kopfnote
Bergamotte	Bergamotte	Basilikum	Bergamotte
Eisenkraut	Citronella	Bergamotte	Blutorange
Koniferen	Eisenkraut	Eisenkraut	Cajeput
Lavendel	Eukalyptus	Eukalyptus	Citronella
Litsea	Ingwer	Koniferen	Eisenkraut
Melisse	Koniferen	Lemongras	Koniferen
Minze	Lemongras	Limette	Lemongras
Pampelmuse	Limette	Litsea	Limette
Salbei	Litsea	Majoran	Litsea
	Lorbeer	Myrte	Mandarine
	Melisse	Pampelmuse	Minze
	Minze	Patchouli	Myrrhe
	Pampelmuse	Petitgrain	Orange
	Salbei	Pfefferminze	Pampelmuse
	Wacholder	Rosmarin	Pinie
	Ysop	Ysop	Rosmarin
	Zitrone	Wacholder	Tea-Tree
		Zitrone	Zitrone

Die besonders gekennzeichneten Sorten erfüllen alle Anforderungen und finden sich deshalb in der Mischung wieder. Unter den Koniferen wählen wir das Öl der Tannenspitzen, das mit den anderen Düften eine harmonische Duftmischung bildet. Aus Kostengründen nehmen wir die quantitativ größten Anteile (Tanne, Zitrone, Litsea, Lavendel) von den preiswertesten Düften und den geringeren Anteil von dem teureren Öl (Bergamotte). Nach einigem Probieren erhalten wir mehrere Kompositionen, in denen kein Duft dominiert und die allen Anforderungen genügen. Ich beschreibe ihre Eigenschaften und Einsatzmöglichkeit wie folgt:

Nr. 1 – Universal

Konzentrationsfördernd, lufterfrischend, reinigend, mental klärend.

Duftstoffe: Tanne, Lavendel, Litsea, Zitrone, Bergamotte.

Duftebene: Kopfnote.

Duftbeschreibung: Frisch, luftig, kühl-fruchtig, sonnig.

Wirkung: Allgemein belebend, mental anregend, konzentrationsfördernd, gedächtnisstärkend, entspannend, stimmungsaufhellend, luftreinigend und desinfizierend. Vermittelt das Gefühl von Weite, Frische und Helligkeit, ohne an Reinigungsmittel oder Medikamente zu erinnern.

Einsatz: Standard für alle Räume, in denen sich viele Menschen aufhalten. Speziell für konzentriertes Arbeiten oder Lernen (Büro/Seminare). Eliminiert auch unangenehme Raumdüfte und Emissionen (Kochdünste, Schweiß, Heizungsluft, Arbeitsmittel/-geräte/-stoffe).

Raumprofil:	Harmoniert mit hellen, klaren Räumen. Erhellt und weitet dunkle, enge Räume.
Temperatur:	Kühl, frisch, leichte Sonne. Frühsommer.
Farbe:	Hellblau mit leichtem Orange.
Tageszeit:	Morgens zum Wecken, nachmittags zum Abfangen der Verdauungsmüdigkeit.
Jahreszeit:	Alle.

Noch einige Duftmischungen, die sich als universell einsetzbar erwiesen haben:

Nr. 2 – Sommerwind Harmonisierend, erfrischend, entspannend, harzig-blumig

Duftstoffe:	Latschenkiefer, Lavandin, Zeder, Geranie, Zypresse.
Duftebene:	Herznote.
Duftbeschreibung:	Warm, leicht holzig-blütig, frisch.
Duftwirkung:	Mental anregend, emotional harmonisierend bis zentrierend, nervlich entspannend, streßreduzierend. Stimmungsaufhellend oder -dämpfend, je nach Verfassung. Vermittelt die Wärme und Lebendigkeit eines Sommertages.
Einsatz:	Entspannung und Harmonisierung von Gruppen oder Einzelpersonen. Streßreduktion. Empfangsräume, Konferenzräume, Festlichkeiten, Entspannungsräume. Eliminiert unangenehme Raumdüfte.
Raumprofil:	Harmoniert mit warmen, hellen Far-

ben und hellem Mobiliar. Wärmt kühle, helle Räume. Harmonisches Mittel zwischen sehr großen und sehr kleinen Räumen.

Temperatur: Sommertag. Warm, aber nicht hitzig.
Farbe: Orange, Gelb, Ocker.
Tageszeit: Mittags bis spät abends zur Entspannung.
Jahreszeit: Frühjahr, Sommer, Herbst.

Nr. 3 – Einstein

Luftreinigend, mental stimulierend, klärend, erfrischend

Duftstoffe: Douglasie, Tanne, Wacholder, Rosmarin.
Duftebene: Kopfnote.
Duftbeschreibung: Waldig, harzig, grün, frisch mit schwacher Zitrusnote.
Duftwirkung: Anregend, stärkend und zentrierend. Vermittelt den Duft von frischer Wald- und Wiesenluft.
Einsatz: Zur starken mentalen Anregung, Konzentrationssteigerung bei geistiger Tätigkeit. Starke Desinfektion der Raumluft. Daher gut bei Publikumsräumen zur Minderung von Desinfektionsgefahren. Klärt Räume von Schwingungen.
Raumprofil: Harmoniert mit grünen und braunen Basisfarben, dunklem Mobiliar. Lockert dunkle Raumfarben leicht auf.
Farbe: Sattes Grün mit Ocker und etwas Gelb.
Temperatur: Frisch, ohne zu kühlen.

Tageszeit:	Alle. Abends jedoch nur dann empfehlenswert, wenn Anregung erwünscht.
Jahreszeit:	Frühjahr, Sommer.

Nr. 4 – Waldwiese   Konzentrationsfördernd, entspannend, optimistisch, erfrischend

Duftstoffe:	Tanne, Rosmarin, Lavendel, Wacholder.
Duftebene:	Kopfnote.
Duftbeschreibung:	Waldig, moosig, krautig-grün, leicht blütig.
Wirkungen:	Nervlich beruhigend und konzentrationsfördernd, emotional atmungsanregend (= belebend). Vermittelt die Wärme und Kraft des Holzes und Mooses einheimischer Wälder. Abgerundet mit einer leichten Blumennote.
Einsatz:	Entspannungsbereiche, Empfangsräume. Entspannungszeiten nach der Arbeit.
Raumprofil:	Harmonisiert mit dunklen Raumtönen, Mobiliar. Gediegenes, schweres Mobiliar. Gibt hellen Räumen Tiefe und Wärme. Gleicht Übergewicht von Metall oder Kunststoffen im Raum mit Holzcharakter aus.
Farbe:	Dunkelgrün bis Hellbraun.
Temperatur:	Warm.
Tageszeit:	Alle.
Jahreszeit:	Herbst.

Nr. 5 – Relax   Entspannend, warm, weiblich, holzig-säuerlich-süß

Duftstoffe: Orange, Zeder, Ylang

Duftebene: Herz-/Fußnote.

Duftbeschreibung: Süß, holzig, blütig.

Duftwirkung: Alle Ebenen entspannend bis harmonisierend, kreativitätsfördernd. Aktiviert die rechte Gehirnhälfte. Vermittelt den Eindruck eines Gangs durch einen Orangenhain und Zedernwald mit exotischen Blüten. Abgerundetes Duftbild.

Einsatz: Räume mit nervösen, gereizten, verängstigten, gehetzten Menschen, die zum Verweilen und Entspannen angeregt werden sollen (Verkauf mit Beratung, Erholungs- und Entspannungsräume, Kurzentren, Massageräume, Wartezimmer, Arztpraxen, Klinik). Schwierige Verhandlungen, die durch hinderliche Emotionen kompliziert werden könnten. Seminarausklang. Besinnliche Feiern. Abendstimmung in guten Restaurants.

Raumprofil: Harmoniert mit warmen, roten bis braunen Tönen. Gediegenes Mobiliar, Holz. Wärmt kühle High-Tech-Räume.

Farbe: Rotbraun.

Temperatur: Warm.

Tageszeit: Mittag bis später Abend und Nacht.

Jahreszeit: Herbst.

Duftkultur für Raumgestaltung und Raumklima

Räume durch Düfte einladender und wohnlicher machen

Stellen Sie sich vor, Sie betreten eine Bäckerei, die nach Minze duftet. Sie gehen in ein Restaurant und nehmen intensiven Rosenduft wahr. Oder im Supermarkt riecht es nach frisch imprägniertem Leder. Das wäre erstaunlich, nicht wahr? Jede Art der Raumbeduftung sollte schließlich dem Zweck des Raumes entsprechen. Nur dann können wir davon ausgehen, daß sie die gewünschte Wirkung erzielt, wie auch immer diese definiert wird: als Anregung der Kreativität, als Förderung der Motivation, als Verbesserung der Konzentration oder als positivere Selbst- und Umgebungswahrnehmung. Eine gewisse Rolle spielt dabei auch, und zwar möglicherweise stärker als bisher vermutet, die Wirkung von negativen Ionen, die durch ätherische Öle entstehen. Negative Ionen in der Raumluft sind neben Düften «das Salz in der Suppe», das uns atmosphärisch belebt, erfrischt und mental wach macht.

Jede Raumbeduftung sollte dem Zweck des Raumes entsprechen

Die Architektur eines Gebäudes und die Gestaltung eines Raumes muß nicht bei Form und Baumaterial, bei der Wahl harmonischer Farben und passender Pflanzen sowie einer gefälligen Einrichtung enden. Raumgestaltung kann und sollte den Duft als gestalterisches Moment von Wichtigkeit miteinbeziehen. Wenn Düfte als innerlich erweitend oder

Duft kann als gestalterisches Moment miteinbezogen werden

einengend, schwer oder leicht, hell oder dunkel, sonnig oder rosig, warm oder kalt empfunden werden, dann bieten sie uns auch eine sehr interessante Möglichkeit, den Raum in unserem subjektiven Erleben zu erweitern, zu erwärmen, zu erhellen usw. Um dies zu erreichen, müssen die dazu eingesetzten Düfte

- richtig zusammengesetzt sein (Duftmischung),
- als natürlich empfunden werden,
- die richtige Intensität haben (Dosierung),
- in zeitlichen Intervallen in den Raum gebracht werden.

Farbzuordnung natürlicher Duftstoffe

Aufgrund ihrer individuellen Schwingungen können Düften auch Farben zugeordnet werden (vgl. «Farbzuordnung ätherischer Öle» im hinteren Teil des Buches). In zahlreichen Riechtests hat sich eine relativ sichere Farbzuordnung vieler natürlicher Duftstoffe herausgebildet. Ob Sie damit Kontraste bilden oder Harmonie herstellen wollen, liegt ganz an Ihnen. Möchten Sie einen Raum in sinnlichem Rot oder kühlem Blau erscheinen lassen? Mit Sicherheit werden die «gelbe» Cistrose, der «gelbgrüne» Jasmin und das «rote» Ylang-Ylang in Ihrem Allgemeinbefinden eine Veränderung herbeiführen. Sehen wir uns dazu die Beurteilung der Farben an:

Rot	Warm bis feurig-heiß, sehr kräftig, dynamisch, extrovertiert, auffallend, anregend, stark erotisch.
Orangerot	Warm, aktiv, extrovertiert, dynamisch, auffallend, aktiv, anregend, erotisch.
Gelb	Warm, freudig, leicht, kommunikativ, ruhig, sonnig, schwach erotisch.
Gelbgrün	Warm, freundlich, positiv, einladend, offen, friedlich.

Grün	Eher ruhig, friedlich, natürlich, zugänglich, passiv, nicht erotisch.
Blaugrün, Türkis	Kühl, distanziert, frisch, klar, nicht erotisch.
Blau	Kalt, ruhig, still, entspannt, klar, passiv, nicht erotisch.
Indigoblau	Kühl, introvertiert, diskret, stabil, nicht erotisch.
Blauviolett, Lila	Kühl, ernsthaft, mystisch, anregend, leicht erotisch.
Braun	Warm, zentriert, ruhig bis träge, lethargisch, erdhaft, nicht erotisch.
Schwarz	Kalt, abgründig, tief, schwer, intensiv, hart.
Weiß	Neutral, still, konzentriert, klar, empfänglich, nicht erotisch.

Sobald Sie sich mit Düften umgeben, die als «gelb» oder «sonnig» empfunden werden, werden Sie ein deutliches Gefühl der Entspannung erleben. Das liegt unter anderem daran, daß wir mit jedem Duft eine bestimmte Temperatur assoziieren. Dies gilt durchaus nicht nur im Fall intensiver Raumbeduftung, z. B. von Geschäfts-/Laden- oder Büroräumen. Auch zu Hause ist die Beeinflussung des Temperaturempfindens durch Düfte gegeben. Wir empfinden in Gegenwart eines Duftes – je nachdem, welcher es ist – das Gefühl von Wärme oder Kälte. Zimt und Benzoe erzeugen den Eindruck von Wärme, Minze und Cajeput dagegen von Kühle. Diese Tatsache hat ganz wichtige Konsequenzen für die Beduftung von Räumen. Wer etwa möchte im Winter in einem mit Minze bedufteten Raum vom Alltagsgeschehen abschalten? Und wer kann sich in Gegenwart dieses Duftes einen erotisch anregenden Abend vorstellen?

Beeinflussung des Temperaturempfindens durch Düfte

Durch Düfte können Sie einen Raum auch entweder weit und offen oder klein und eng erscheinen lassen. Das ist nicht

Düfte für die optische Raumgestaltung

nur für die optische Raumgestaltung wichtig. Es wirkt sich ganz praktisch auf unser Wohlbefinden aus. Ist ein Raum groß und leer, werden Sie sich darin etwas verloren vorkommen. Durch die richtigen Düfte wird er kleiner, «heimeliger». Andererseits können Sie das kleine Büro, das in Ihnen ein Engegefühl bereitet, mit Düften «erweitern», so daß Sie sich innerlich befreiter fühlen.

Die Übersichten im hinteren Teil dieses Buches zeigen Ihnen für jeden der aufgeführten Düfte, was Menschen regelmäßig dabei assoziieren oder empfinden. Dabei wird eine Stimmung oder eine bildhafte Vorstellung ausgelöst.

Die wichtigste Regel beim gezielten Einsatz ätherischer Öle zur Gestaltung des Raumklimas lautet: Die Duft-Assoziation sollte immer im Einklang mit dem Sinn und Zweck des Raumes stehen. Ein Abend in einer Hotelbar, die mit Eukalyptus, Rosmarin und Eisenkraut beduftet ist, wird Sie kaum erfreuen. Ganz anders wird es sein, wenn dort Sandelholz, Elemi und Benzoe verwendet werden. Genauso gilt: Eine Sauna sollte nicht nach Vanille und eine Hotelhalle nicht nach Eichenmoos mit Vetiver duften.

Wenn Ihnen all dies jetzt noch wenig sagt, blättern Sie – als Vorbereitung auf die Praxis – schon einmal den hinteren Teil dieses Buches durch. Schauen Sie bei dem einen oder anderen Duft nach, welche Assoziationen er auslöst. Wenn Sie dann selbst zu experimentieren beginnen, werden Sie erstaunliche Beobachtungen machen. Eine Gemäldeausstellung kann durch eine Duftmischung zu einem völlig neuen Erlebnis werden. Eine Arztpraxis kann ihre nüchterne, funktionale Einrichtung (die nicht gerade zur Entspannung beiträgt) durch eine beruhigende Duftmischung im subjektiven Erleben der Patienten «mildern». Die Empfangshalle eines Hotels kann mit Düften «begrünt» werden. In Krankenhäusern und Heimen können die richtigen Düfte mehr Wärme und Herzlichkeit in Pfleger und Patient wachrufen.

Immer geht es dabei um Stimmungsbilder und Vorstellungen, die durch Düfte übertragen werden. Sie werden sehen: Die Magie der Düfte existiert, sie führt zu ganz konkreten, positiven Ergebnissen.

Werden Räume überwiegend von Frauen bzw. von Männern genutzt, so ist auch die unterschiedliche Duft-Konditionierung der Geschlechter zu beachten. Männer und Frauen tendieren spontan zu unterschiedlichen Düften, in deren Gegenwart sie sich wohlfühlen. Dies sind sozusagen geschlechtsspezifische Düfte. Wir können also «männliche» oder «weibliche» Düfte benutzen, um die Befindlichkeit von Männern und Frauen zu beeinflussen. Das eigentlich Interessante daran ist nicht etwa, Frauen stets mit «weiblichen», Männer stets mit «männlichen» Düften zu bedenken. Vielmehr erzielen wir die besten Wirkungen dann, wenn in Frauen die «männliche», in Männern die «weibliche» Seite zur Geltung gebracht wird. Dies ist es ja, woran unsere Gesellschaft auch krankt: Männer brauchen Anregungen, um ihre weibliche Seite zu kultivieren – ihre Empfindsamkeit, ihr Gefühlsleben, ihre Bereitschaft loszulassen und ihre Fähigkeit, sich zu entspannen. Frauen bedürfen der Stimulierung ihres männlichen Potentials – ihres Durchsetzungsvermögens, ihres physischen Energiespiegels, ihrer aktiven Willensäußerungen. Auch ein «Unisex-Duft», der beiden Geschlechtern gleich gut gefällt, läßt sich durch eine ausgewogene Mischung beider Duftnoten erzielen.

Bitte beachten Sie: Bleibt die Duftkonzentration unter dem Wahrnehmungs- oder Erkennungsniveau, dann spielt die Duftkonditionierung jedoch keine Rolle.

Die mit Düften verbundenen Assoziationen, Farben und Temperaturen können im Idealfall mit Farbgestaltung und Einrichtung eines Raumes eine Synergie bilden. Alle Faktoren sollten eine harmonische gesamtsensorische Wirkung erzielen: Farben, Töne, Materialien, Geräte und Düfte, die

**Geschlechts-
spezifische
Düfte**

**Bleibt die
Duftkonzentra-
tion unter dem
Wahrneh-
mungs- oder
Erkennungs-
niveau, spielt
die Duftkondi-
tionierung
keine Rolle**

ein harmonisches Schwingungsfeld erzeugen. Die ganzheitliche Raumgestaltung kann Einstellung, Wahrnehmung
und Befinden der Menschen sehr positiv beeinflussen. Sie
ist ein Beitrag zu einer Umwelt, die einfach lebens- und lie-
benswerter wird.

Raumklima

Der heutige Mensch leidet an seinem selbstgeschaffenen
Raumklima, vor allem an Luftverschmutzung und Krankheitserregern. Luftverschmutzung in Räumen entsteht meistens durch chemische Reizmittel und durch Gerüche. Chemische Schadstoffquellen können ein Gebäude zum krank
machenden Faktor machen. Baustoffe, Einrichtungsgegenstände, Teppiche, Gardinen, Wandfarben, Büromaschinen
und Lüftungssystem sondern schädliche Substanzen ab.
Hinzu kommt: Auch wir Menschen verbreiten unsere Körperausdünstungen, Bioausscheidungen genannt. Jeder dieser Faktoren mag für sich allein harmlos sein. Ihre Konzentration oder unmäßige Anhäufung dagegen führt zum
«Überlaufeffekt»: Schon geringste Dosierungen bereiten uns
über den Riechsinn und die Schleimhäute der Nase ein
störendes, unbehagliches Gefühl. Vielfach klagen wir dann
über Konzentrationsschwierigkeiten, Übelkeit, Krankheits-
anfälligkeit, Appetitmangel, Schwäche, Allergien, Nasen-
schleimhaut- und Halsreizung u. a. m. Diese Symptome
klingen oft nach dem Verlassen des betreffenden Gebäudes
ab, nur um beim nächsten Arbeitsbeginn wieder einzutre-
ten.

Kommen nun noch, durch schlechte Klimaanlagen und
Lüftungssysteme bedingt, die zahlreichen Viren, Bakterien
und Pilzsporen hinzu, die sich in den feuchten, dunklen
Rohren, in Pumpen, in den warmen Wassern der Befeuchter,
Kondensierer usw. vermehren, dann entsteht eine bedenk-

liche, geradezu toxische Mischung. Sie macht die Menschen, die das Pech haben, in einem dieser Gebäude zu arbeiten oder zu leben, erst richtig krank. Die amerikanische Umweltbehörde hat in geschlossenen Gebäuden eine bis zu 100fache Schadstoffbelastung gegenüber der Außenwelt gemessen! Manche Bürogebäude, Hotels oder Einkaufszentren müßten eigentlich sofort geschlossen werden, weil die Menschen buchstäblich an diesen Gebäuden erkranken («Sick Building»-Syndrom). Bei dieser Betrachtung sind noch nicht einmal die Beeinträchtigungen durch Magnetfelder, Störzonen, künstliches Licht und Lärm berücksichtigt.

Prof. Ole Fanger hat die Geruchseinheit «Olf» (abgeleitet von «olfactus», lat. Geruchssinn) bestimmt, mit der Werte für geruchsbedingte Verschmutzungsquellen festgelegt werden können. So erzeugt ein sitzender, ruhiger Mensch 1 Olf, ein aktiver Mensch 5–11 Olf, ein Raucher während des Rauchens 25 Olf. Dies mag Ihnen eine Vorstellung davon geben, wie hoch die Verschmutzung in manchen Gaststätten oder Einkaufszentren, in einem Großraumbüro oder in anderen Räumlichkeiten sein kann, wo Sie ein rätselhaftes Unbehagen verspüren.

Angesichts dieser Verhältnisse nun noch synthetische Duftstoffe anzuwenden wäre nicht nur unnütz, sondern schlicht falsch. Dadurch würden wir noch mehr Un-Natürlichkeit erzeugen und der Raumluft ein weiteres, unsichtbares Miasma hinzufügen. Vor allem Allergiker, besonders jene mit «multiple chemical allergy» und Asthmatiker, würden darunter leiden.

Ganz anders verhält es sich mit natürlichen Düften. Mit ihnen kann einerseits eine «Maskierung» störender Raumdüfte erreicht werden, andererseits können antiseptische Duftstoffe die Ausbreitung von Infektionskrankheiten ein-

In geschlossenen Gebäuden eine bis zu 100fache Schadstoffbelastung gegenüber der Außenwelt

«Maskierung» störender Raumdüfte

dämmen. Was die Lüftungs- und Klimaanlagen als Brutstätten der Krankheitserreger und Sporen anbelangt, so könnten ätherische Öle schnell Abhilfe schaffen. In Australien desodoriert und desinfiziert eine Spezialfirma damit bereits die Klimaanlagen von großen Gebäuden: «Bactigas», ein Gemisch aus Tea-Tree-Öl und Kohlendioxid, wird am Ende jedes Arbeitstages in die Anlage geblasen. Dort vernichtet das Öl alle Pilze und Bakterien – auch an Stellen, die mechanisch nicht erreicht werden können. Und am nächsten Morgen entläßt die Anlage einen feinen Hauch Tea-Tree (konzentrationsfördernd!) in alle Räume.

Nun, man hätte dazu auch eine Mischung aus Lavendel, Litsea, Myrte und Tea-Tree einsetzen können. Oder, je nach Zweck des Gebäudes, eine noch andere Mischung, aber als dominante Komponente eben das äußerst wirksame Tea-Tree-Öl.

Ein wichtiger Hinweis

Hier noch ein wichtiger Hinweis: Inwieweit eine Beduftung von Arbeits- und Publikumsräumen durch Lüftungsanlagen möglich ist, wird durch die bauordnungsrechtlichen Bestimmungen der einzelnen Staaten geregelt. In Deutschland beispielsweise dürfen Klima- und Frischluftanlagen den Räumen nichts anderes als Frischluft zuführen (wie «frisch» diese Luft in Wirklichkeit ist, sei hier dahingestellt). Ein Einbau von Beduftungsgeräten wird in bestimmten Fällen erst möglich sein, wenn diese Bestimmungen gelockert werden. Oder Sie finden Konsens, so daß alle Betroffenen einer Beduftung zustimmen.

Feng-Shui mit Düften

Die alte chinesische Lehre des Feng-Shui betrachtet das Haus und den Raum, in dem wir arbeiten und wohnen, unter dem Gesichtspunkt des optimalen Energieflusses, um Gesundheit, Wohlbefinden und Erfolg zu fördern. Ich möchte den Aspekt der Raumgestaltung aus der Feng-Shui-Lehre herausgreifen, um mögliche Synergien mit der bewußten Verwendung natürlicher Düfte aufzuzeigen:

Durch Räumlichkeiten von schlechtem Zuschnitt, durch mangelndes Licht, durch eine disharmonische Anordnung des Mobiliars gerät die Lebensenergie (chinesisch «Chi») einer Wohnung ins Stocken. Energetisch «tote» Bereiche entstehen. Oder das Chi wird aus dem Raum geleitet, ohne seine Bewohner mit seiner vitalisierenden Kraft zu versorgen. Feng-Shui benutzt dazu Spiegel, Flöten, Pflanzen, Wandschirme, Springbrunnen und andere «Energieobjekte», um die Lebenskraft zu sammeln und ihren Fluß gezielt zu leiten. Feng-Shui-Experten wissen, wie sich durch eine geschickte Anordnung von Objekten nicht nur Wohlbefinden und Gesundheit, sondern sogar der wirtschaftliche Erfolg eines Unternehmens sowie das Arbeitsklima unter seinen Mitarbeitern verbessern lassen.

Auch natürliche Düfte sind Träger der Lebensenergie. Vor allem mit kombinierten Licht-Duft-Objekten können wir sie in Einklang mit Feng-Shui in jeden Raum bringen. Damit bietet sich uns ein probates Mittel, um die Raumatmosphäre positiv zu gestalten.

Natürliche Düfte sind Träger der Lebensenergie

Sehen wir uns das Beispiel 1 an: Dieser Raum hat einen toten Bereich, der dadurch erkennbar ist, daß er vom Hauptteil des Raumes auch optisch abgeschlossen wirkt. In diesem Bereich kann sich keine Energie entfalten. Wer dort arbeitet, sich dort entspannen oder gar schlafen möchte, wird sich nicht wohlfühlen. Er wird müde und träge sein – eben weil er nicht mit Energie versorgt wird. Durch Plazierung eines Licht-Duft-Objektes am bezeichneten Punkt wird vermehrt Energie im Raum erzeugt. Durch die Ausstrahlung von Licht und Duft wird die durch die Tür eintretende Energie um die Ecke geleitet, sie erreicht damit auch den «toten Winkel» des Raumes.

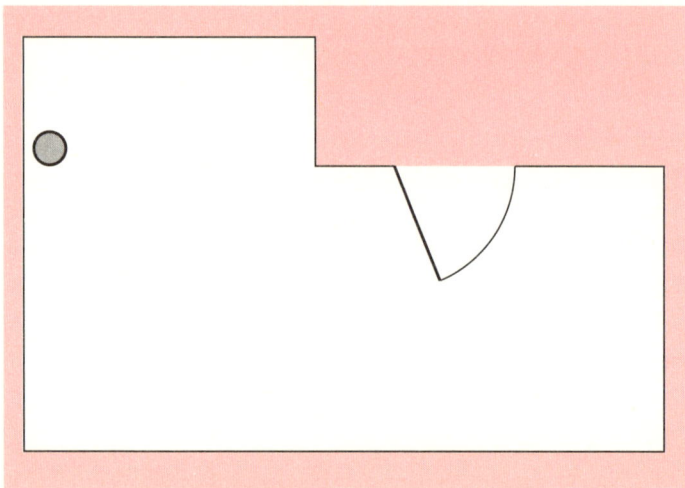

Feng-Shui mit
Düften: Beispiel 1

Beispiel 2 zeigt einen langgestreckten Gang mit Anschlußtüren an mehrere Räume. Der letzte Raum (Türe ganz rechts) wird sicherlich nicht besonders anziehend wirken: Er wird nicht mehr ausreichend mit Energie versorgt. Der dort arbeitende Mensch wird nicht gerne besucht, er wird weniger Erfolg haben und sich ausgeschlossen fühlen. Durch das Licht-Duft-Objekt am Ende des Ganges wird die Energie bis ans Gangende geleitet, und das Chi erreicht auch den letzten Raum.

Besonders in Räumen, die stark von Publikum frequentiert werden, kann durch Licht-Duft-Objekte nicht nur die Raumluft verbessert, sondern auch die Aufmerksamkeit auf bestimmte Bereiche gelenkt werden. Wenn in der Empfangshalle eines Hotels ein Objekt nahe der Rezeption steht, wird der Besucher unwillkürlich dorthin gelenkt. Führt eine Tür, die nicht sofort erkennbar ist, zu den Toiletten ins Untergeschoß, kann ein Objekt auf diesen Zugang

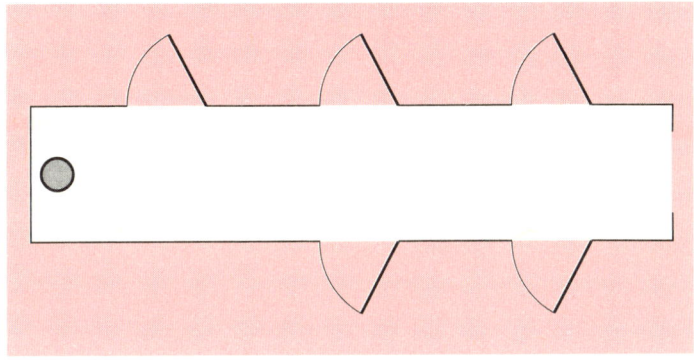

Feng-Shui mit
Düften: Beispiel 2

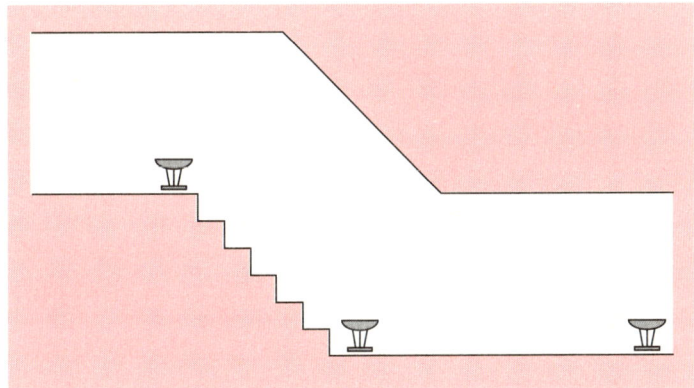

Fen-Shui mit
Düften: Beispiel 3

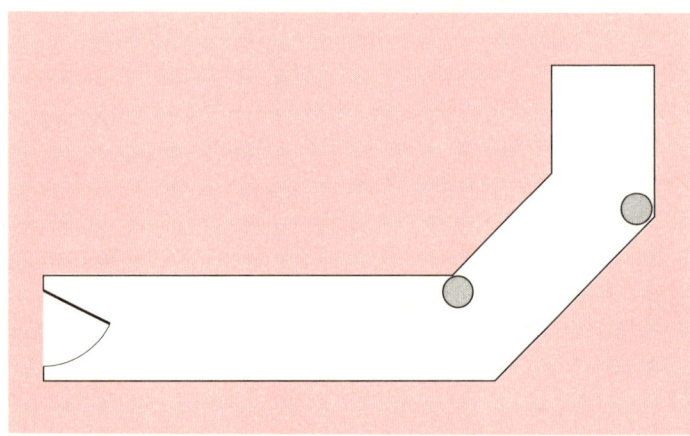

Fen-Shui mit
Düften: Beispiel 4

aufmerksam machen und überdies durch seinen Duft die
störenden Gerüche der Toiletten eliminieren. (Siehe dazu
Beispiel 3.)

Oft werden Gänge, die ins Untergeschoß führen und deshalb kein Tageslicht erhalten, als eng und bedrohlich empfunden, zumal wenn sie sich nochmals verzweigen. Auch
sie leiden an einem Mangel an Lebensenergie. Abhilfe schaffen wiederum Objekte, die sie mit Licht und Duft versorgen.
Flure, die um Ecken führen und somit nicht ihren weiteren
Verlauf erahnen lassen, benötigen ein Objekt, um die Energie weiterzuleiten, wie im Beispiel 4 gezeigt. Denken Sie an
die manchmal schier endlosen Gänge in großen Hotels oder
Behörden oder Verwaltungen, vor allem, wenn das Gebäude verwinkelt gebaut ist.

Eine energetische Mangelsituation besteht auch, wenn
Räume nur kleine Fenster haben oder zum Teil im Erdreich
liegen: sie brauchen Licht, Energie, Leben. In derartigen
Räumen läßt sich weder effektiv arbeiten noch kreativ ge-

stalten oder gesund leben – es sei denn, man sorgt für Abhilfe. Auf Dauer werden sich die dort lebenden Menschen sonst nicht wohlfühlen. Vor allem Bäder und Toiletten sind meistens so zugeschnitten, daß sie den kleinstmöglichen Anteil an Raumfläche einnehmen. Sie werden so gut wie nie großzügig mit natürlichem Licht versorgt. In Hotels und Verwaltungsgebäuden erinnern sie an Zellen, die eigens für Klaustrophobie-Tests konzipiert wurden. Aber auch dort kann durch Licht-Duft-Objekte eine positivere Stimmung, eine wohlriechendere Luft, ein freundlicheres Licht und damit letztendlich mehr Lebensenergie erzeugt werden.

Ätherische Öle: Basiswissen

Gewinnung

Ätherische Öle finden sich in vielen, aber nicht in allen Pflanzen. Für die Pflanze selbst erfüllt das ätherische Öl verschiedene Funktionen, die für Wachstum, Fortpflanzung und Weiterleben sehr wichtig sind. Im Pflanzenkörper sind die ätherischen Öle flüssig. Im Laufe der Zeit treten sie durch Austrittsöffnungen nach außen und werden zu Gas – sie verdunsten. Jetzt riechen wir die Pflanze. Essen wir sie, nehmen wir ihr ätherisches Öl in uns auf. Ätherische Öle sind hochkonzentrierte Aromastoffe, die übrigens nicht mit Pflanzenauszügen oder Kräutersäften verwechselt werden dürfen!

Ätherische Öle sind hochkonzentrierte Aromastoffe

Durch Zerbrechen oder Auflösen der Zellwände einer Pflanze und aus dem Harz von Bäumen können wir das ätherische Öl gewinnen. Die Erzeugung geschieht meistens durch Destillieren, Abzapfen von Baumharz oder durch Auspressen (vor allem bei Fruchtschalen). Bei einigen Pflanzen ist das Destillieren nicht durchführbar, weil die Menge des erzeugten Öls zu gering wäre oder das temperaturempfindliche Öl durch die Erhitzung zerstört und seinen charakteristischen Duft verlieren würde. Dann wird die ganze Pflanze durch Lösungsmittel (z. B. Alkohol) aufgelöst und anschließend das Öl extrahiert. Diese Art von Öl hat den Zusatz absolue. Absolue-Öle sind sehr duftintensiv und sehr

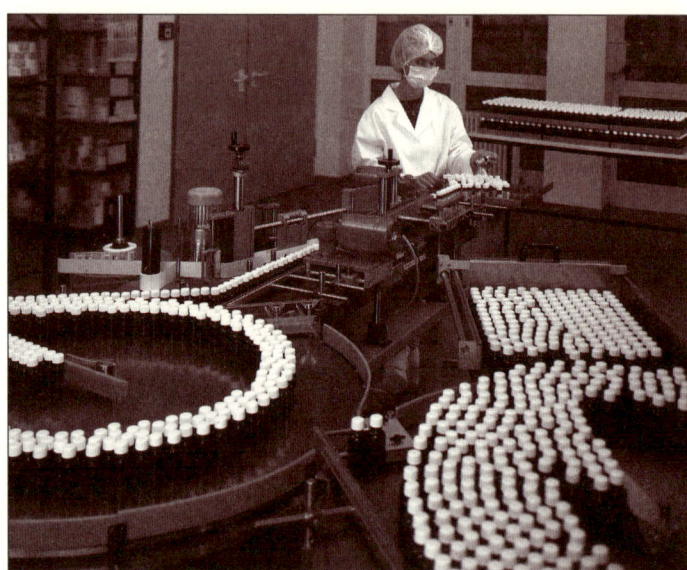

Herstellung
ätherischer Öle:
Abfüllung

teuer. Aber sie sind auch hochergiebig, deshalb wird wesentlich weniger Öl für die Beduftung benötigt, und dies gleicht den hohen Preis aus.

Bezeichnung und Herkunft

In der Liste «Natürliche Düfte von A bis Z» wird jedes Öl unter seiner handelsüblichen Bezeichnung geführt, z. B. «Sandelholz». Die Pflanze, aus der es gewonnen wurde, wird unter ihrem lateinischen botanischen Namen aufgeführt, um ihre zweifelsfreie Identifikation zu ermöglichen, also «Santalum album». Achten Sie auf Phantasienamen wie «Westindisches Sandelholzöl»; dabei handelt es sich um ähnlich duftende Essenzen, die aber mit dem unverfälschten Öl nichts gemein haben und auch nicht seine Duftwirkungen besitzen. Außerdem gibt es Pflanzen, aus denen aus

**Achten Sie auf
Phantasie-
namen**

biologischen oder technischen Gründen kein ätherisches Öl gewonnen werden kann: Apfelblüte, Maiglöckchen, Banane, Moschus, Flieder, Lotus – alles Düfte, die wir in vielen Läden zu Billigpreisen finden. Es sind synthetische Duftstoffe, denn diese ätherischen Öle gibt es nicht!

Duftspezialisten können zwischen den einzelnen Ursprungspflanzen unterscheiden und bevorzugen etwa den Duft der kalabrischen anstelle der spanischen Bergamotte. Wie beim Wein «schmeckt» jedes Anbaugebiet unterschiedlich. So kann Eisenkraut aus den Anden völlig anders als Eisenkraut aus Südfrankreich duften. Durch besonders schonende Gewinnungsverfahren entstehen unterschiedliche Duftnoten. Das schonende, lange Destillieren der Ylang-Ylang-Blüte ergibt einen samtig-weichen, das schnelle, kurze Destillieren einen kratzigen, scharfen Blütenduft. Möchten Sie Duftstoffe in größeren Mengen beziehen, um sie zur Raumbeduftung einzusetzen, sollten Sie immer zuerst eine Probe bestellen.

Das Produkt, welches Sie kaufen, sollte als «reines ätherisches Öl» gekennzeichnet sein, denn damit ist gewährleistet, daß Sie keine verschnittenen oder gestreckten Duftstoffe erhalten. Naturidentische Duftstoffe sind selbstverständlich keine natürlichen, unverfälschten Düfte der Pflanzen; aus ihnen bestehen z. B. die meisten Parfümöle. Einige Duftstoffe werden in Weingeist oder Alkohol gelöst angeboten, weil das Harz oder das ätherische Öl sonst eindicken und verharzen würde. In Verbindung mit Luftsauerstoff verfliegt der Alkohol sehr schnell und beeinträchtigt das Riechvergnügen kaum.

Das Prädikat «kba» bedeutet, daß ein Öl kontrolliert biologisch angebaut wurde. Es wird dann teurer als ein Öl derselben Sorte sein, das aus konventionellem Anbau stammt. Das ist verständlich, denn ohne Biozide oder Pestizide anzubauen, bedeutet mehr Arbeit. In ihren Wirkungen unter-

Das Produkt, welches Sie kaufen, sollte als «reines ätherisches Öl» gekennzeichnet sein

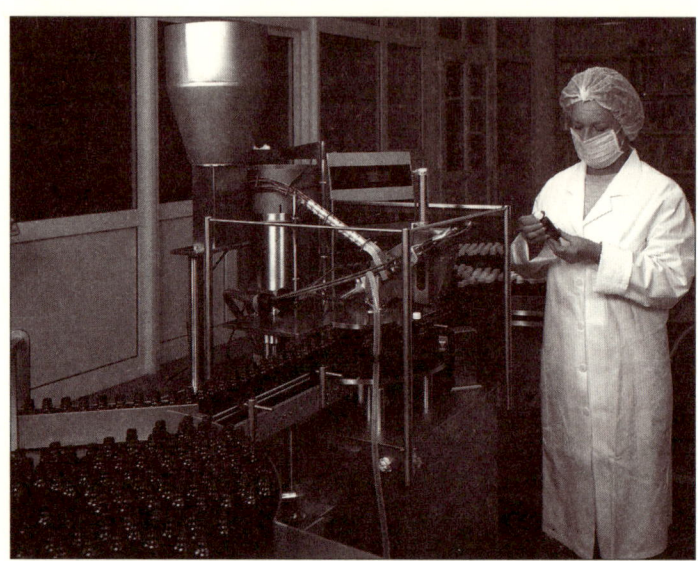

Herstellung ätheri-
scher Öle: Qualitäts-
kontrolle

scheiden sich die kba-Öle von anderen Qualitäten nicht, jedoch ist davon auszugehen, daß sich in ihnen wesentlich
weniger Biozide finden. Völlig frei von Chemikalien können
wir nichts mehr gewinnen, denn diese sind beispielsweise
auch im Regen- und Grundwasser. Mit dem Kauf eines kba-
Öles wird aber jemand belohnt, der auf chemische Hilfsmittel verzichtet, und dadurch könnte ein Anreiz für die An-
bauer, vor allem in der Dritten Welt, entstehen. Da wir alle
dafür verantwortlich sind, was mit unserer Natur geschieht,
kann man auch hier seinen Beitrag leisten.

Die Bezeichnung «Wildwuchs» bedeutet, daß dieses Öl
von wild wachsenden, also nicht kultivierten Pflanzen
stammt. Diese müssen nicht besonders rein oder frei von
Bioziden sein, haben aber meistens eine bessere Qualität
und einen unverfälschteren Duft.

Haltbarkeit

Ein verantwortungsbewußter Händler wird Ihnen ätherische Öle mit ausgewiesenem Haltbarkeitsdatum verkaufen. Das Haltbarkeitsdatum ist aber nur ein relativer Maßstab. Gehen wir davon aus, daß ein ätherisches Öl nach der Abfüllung innerhalb weniger Wochen verkauft wird, kann die Haltbarkeitsfrist ausgeschöpft werden. Absolues, besonders Rose, aber auch Sandelholz, reifen in der Flasche nach. Andere dickflüssige Öle (Vetiver, Benzoe, Myrrhe) verlieren durch lange Lagerung nicht an Qualität. Ungeöffnet kann ein ätherisches Öl sicherlich bis zu fünf Jahren aufbewahrt werden. Mehrfach geöffnet, sollte es innerhalb eines Jahres verbraucht werden. Absolues und dickflüssige Öle können sogar zehn bis fünfzehn Jahre lang aufbewahrt werden. Zitrusöle sind die kurzlebigsten Düfte, sie verlieren selbst ungeöffnet nach einem Jahr an Qualität. Ich würde sie sicherheitshalber innerhalb eines halben Jahres verbrauchen.

Das Haltbarkeitsdatum ist nur ein relativer Maßstab

Es ist für die Haltbarkeit sehr bedeutsam, wie oft und wie lange eine Flasche geöffnet wird. Mit jedem Öffnen gelangt Sauerstoff in den Behälter und führt zur Oxidation des Öls. Je mehr Luft im Behälter ist, desto schneller baut sich das Öl ab und wird ranzig. Das können Sie nur schnuppern, wenn es sich bereits im Endstadium seines Zerfallprozesses befindet: Sie empfinden dann den Duft als kratzig oder nehmen deutlich terpentinartige Düfte wahr. Ein Öl in diesem Zustand würde ich nicht mehr benutzen. Es könnte Irritationen, Kopfschmerzen und Übelkeit verursachen. Vielleicht sind sogar schon weitaus früher in dem einstmals guten Öl toxische Verbindungen entstanden, die Sie nicht wahrnehmen können. Also halten Sie sich bitte in jedem Fall an die obigen Empfehlungen zur Verbrauchsdauer.

Qualität

Sie selbst haben keine Möglichkeit, die Qualität eines ätherischen Öls – ob es rein, gestreckt oder synthetisch ist – zu erkennen. Die Kunst des Fälschens ist hier weit entwickelt! Deshalb müssen Sie einen vertrauenswürdigen Händler finden, der Ihnen die Reinheit und Originaliät garantiert. Vertrauen Sie Ihrer Intuition. Ihr Riechsinn wird sich nach einigem Umgang mit Duftstoffen sensibilisieren, also deutlich besser werden. Sie werden irgendwann intuitiv spüren, ob ein Duftstoff unverfälscht oder manipuliert ist.

Ihr Riechsinn wird sich sensibilisieren

Kaufentscheidung

1. Kaufen Sie nur ätherische Öle, die eine ausreichende Deklarierung haben: Name, botanische Bezeichnung, Herkunft, Bezeichnung «100%/reines/naturreines ätherisches Öl».
2. Kaufen Sie nur in Fachgeschäften und ausschließlich Marken, die Qualitätskontrollen und Reinheit garantieren.
3. Meiden Sie «verdächtig» preiswerte Duftstoffe, auch wenn sich das für Ihre Finanzen positiv auswirken würde.
4. Vertrauen Sie Ihrer Intuition. Riechen und fühlen Sie das Öl, beobachten Sie Ihre spontane Reaktion: Zustimmung, Zweifel, Ablehnung?

Lagerung und bewußter Umgang

Ätherische Öle sind licht- und wärmeempfindlich. Sie müssen in lichtgeschützte Behälter/Flaschen (Aluminiumbehälter/braune Apothekerflaschen) abgefüllt und an kühlen Plätzen aufbewahrt werden. Größere Mengen Zitrusöle sind in einem Kühlraum/Kühlschrank aufzubewahren.

Ätherische Öle sind fettlöslich, d. h. sie emulgieren mit Fetten sehr gut. Sie sind aber nicht wasserlöslich und können ohne einen speziellen Emulgator nicht mit Wasser vermischt werden. Wenn Sie Großmengen solcher Mischungen für die Aromatisierung von Dampfsaunen oder Inhalationsräumen brauchen, werden Sie bei den Anbietern spezielle Mischungen finden.

Ätherische Öle sind nicht nur hautreizend, sie greifen auch fast alle Kunststoffe an. Dies gilt besonders für die Zitrusöle bzw. alle stark citralhaltigen Öle. Sie können daher nicht pur, sondern nur hochverdünnt in technische Geräte zur Raumbeduftung gegeben werden.

Da sich das Öl bei Kontakt mit Luft auflöst und verändert, sollten die Behälter / Flaschen immer fest verschlossen sein. Ätherisches Öl ist entflammbar und darf nicht unverdünnt in offenes Feuer oder auf heiße Oberflächen (Saunaofen!) gegeben werden. Die Flammpunkte sind sehr unterschiedlich und auf Wunsch beim Händler zu erfahren. Ätherische Öle sind stoffärbend, wenn sie eine starke Eigenfarbe haben (Eichenmoos, Vetiver, Benzoe, Blaue Kamille). Bei niedrigen Temperaturen (unter 12 °C) bilden einige Öle Flocken (z. B. Ylang-Ylang und alle Zitrusöle). Harze, dickflüssige Öle und Absolues werden fest. Alle Öle sind verschieden dünn- bis dickflüssig. Zitrus- und Blattöle sind dünnflüssig und tropfen rasch aus den handelsüblichen kleinen Flaschen mit 1-mm-Tropfer. Dagegen sind Absolues und Öle von Harzen oder Wurzeln oft dickflüssig bis fest. Hier brauchen Sie Geduld: Es ist ratsam, die Flasche in der Hand einige Minuten vorzuwärmen, sonst kommt manchmal gar kein Öl heraus.

Die Raumtemperatur beeinflußt nicht nur die Konsistenz, sondern auch die Duftintensität. Je wärmer es wird, desto schneller breiten sich Düfte aus und werden als intensiver empfunden. Daher muß die Anwendung in Raumbeduftungsgerät oder -anlage gut dosierbar sein. Bei Duftlampe oder Duftstein ist das natürlich kein Problem.

Im Interesse unseres Nachwuches: Die Öle bitte kindersicher aufbewahren!

Ein letztes Wort noch zur Art und Weise der Anwendung: Ätherische Öle sind kein Konsumgut der üblichen Art. Sie sind ein Stück Leben, ja, ich möchte sagen, es sind lebendige Wesen, die uns die Natur schenkt. Deshalb sollten wir sie mit Respekt behandeln und mit größtmöglicher Bewußtheit einsetzen. Für diese Einstellung werden Sie mit um so intensiveren Wirkungen belohnt. Übrigens: Nicht alle Öle sind jederzeit in jeder Menge verfügbar. Nicht selten kommen gerade die wertvollsten Essenzen aus den Krisengebieten dieser Welt. Bedingt durch politische Veränderungen könnten Sie verschiedene Öle nicht zum selben Preis oder überhaupt nicht bekommen. Gehen Sie also bitte sparsam und zweckentsprechend damit um.

Ätherische Öle sind kein Konsumgut der üblichen Art

Natürliche Düfte von A bis Z

Sie finden nachfolgend eine Übersicht von natürlichen Düften, die sich zur Raumbeduftung eignen. Dabei handelt es sich nicht nur um ätherische Öle, sondern teilweise auch um Extrakte, Resinoide und Balsame. Alle diese Produktvarianten werden von den Händlern unter dem Sammelbegriff «ätherisches Öl» geführt. Die Übersicht informiert Sie über die folgenden Einzelheiten:

Handelsübliche Bezeichnung: Der Name, unter dem Sie einen Duft als ätherisches Öl, Extrakt oder Resinoid kaufen können.

Botanischer Name: Lateinischer Name der Stammpflanze, aus welcher der Duft gewonnen wird. Wenn es mehrere Bezeichnungen der Pflanze gibt, sind auch mehrere Namen genannt. Achten Sie beim Kauf auf den entsprechenden botanischen Namen, damit Sie wirklich das erhalten, was Sie wünschen.

Konsistenz/Farbe: Es gibt dick-/mittel-/dünnflüssige ätherische Öle. Dickflüssige Öle verkleben und hinterlassen starke Rückstände. Die hier genannte Farbe des ätherischen Öls soll mit dem von Ihnen gekauften Produkt übereinstimmen – sonst könnte es sich um einen synthetisierten Duftstoff handeln.

Duftcharakter: Wie das unverfälschte, reine ätherische Öl duftet.

Verflüchtigung/Evaporation: Schnell/mittel/langsam – wie schnell sich der Duft auflöst.

Duftintensität: Leicht/mittel/stark – wie intensiv der Duft empfunden wird.

Duftwirkung: Wirkungen auf mentales und emotionales Befinden, allgemeines Wohlbefinden, Stimmungen, Nervensytem, Luftqualität/-reinheit.

Assoziation: Stimmungen und Bilder, die mit diesem Duft verbunden sein können. Hilfreich für Stimmungsveränderung, Harmonisierung, Raumgestaltung.

Farbwirkung: Farbe, die mit diesem Duft assoziiert wird. Hilfreich für Abstimmung von Farben und Düften, Raumgestaltung.

Jahreszeit: Jahreszeit, die diesem Duft entspricht. Hilfreich für Einsatz von Düften in den verschiedenen Jahreszeiten und von jahreszeitlichen Mischungen.

Duftharmonie: Düfte, die in einer Mischung gut mit dem beschriebenen Öl harmonieren.

Um die Eigenschaften und Wirkungsmerkmale der Düfte zu bezeichnen, werden folgende Begriffe verwendet:

Antiseptisch: Alle ätherischen Öle wirken mehr oder weniger antiseptisch: sie eliminieren Keime/Bakterien in der Raumluft. Wenn ein Duftstoff *stark* antiseptisch wirkt und sich deshalb speziell für die Reinigung der Raumluft von Krankheitserregern eignet, ist er entsprechend bezeichnet.

Harmonisierend: Der Duft baut Spitzen einer Befindlichkeit oder Stimmungslage ab (z. B. bei Aufregung beruhigend, bei Lethargie stimulierend).

Luftreinigend: Unangenehme, instabile Raumdüfte kurzer Lebensdauer (Rauch, Küchendünste, Körperschweiß usw.) können maskiert werden. Stabile Raumdüfte durch Mobiliar, Baumaterialien können, da sie langfristig wirken, nicht überdeckt werden.

Desodorierend: Der Duftstoff ist besonders hilfreich zur Eliminierung von Körperdüften, Schweißgeruch.
Neutralisierend: Der Duftstoff neutralisiert die Schwingungen, die Menschen oder Begebenheiten im Raum hinterlassen haben.

Amyris *(Amyris balsamifera)*
Konsistenz/Farbe: Dickflüssig, gelblich.
Duftcharakter: Holzig, warm.
Verflüchtigung/Evaporation: Langsam.
Duftintensität: Mittel.
Duftwirkung: Leicht entspannend, zentrierend, nervenberuhigend.
Assoziation: Holzig, stabil, gediegen, exotisch, fremdartig, fest.
Farbwirkung: Braunrot.
Jahreszeit: Herbst, Winter.
Duftharmonie: Sandelholz, Zeder, Benzoe, Weihrauch, Styrax, Tonka, Tolu, Galbanum, Elemi, Cananga, Davana, Ylang-Ylang, Jasmin, Rose.
Bemerkung: Amyris wird auch «Westindisches Sandelholzöl» genannt und eignet sich als Basis für preiswerte, holzig-warme und exotische Duftmischungen. Es hat nicht die intensiven Wirkungen des unverfälschten indischen Sandelholzöls. Eignet sich für großzügige Räume mit viel Holz und kostbarer Einrichtung; es gestaltet den Raum wärmer. Könnte in hohen Dosierungen in kleinen Räumen zu Engegefühl führen.

Amyris

Basilikum *(Ocimum basilicum)*
Konsistenz/Farbe: Dünnflüssig, klar.
Duftcharakter: Würzig, anisartig, minzig, süßlich, aromatisch.
Verflüchtigung/Evaporation: Mittel.
Duftintensität: Stark.
Duftwirkung: Nervenstärkend, streßreduzierend, schlaffördernd, entspannend, mental anregend, antidepressiv, angstlösend.
Assoziation: Behaglich, süß, weich, hungrig, Mittelmeerküche, Urlaub im Süden.

Basilikum

Farbwirkung: Grün.
Jahreszeit: Frühling/Sommer/Herbst.
Duftharmonie: Bay, Bergamotte, Eukalyptus, Labdanum, Lavendel, Minze, Muskatellersalbei, Neroli, Rosmarin, Wacholder, Ysop, Tea-Tree, Koniferenöle.
Bemerkung: Angenehm süßlicher Duft, der sehr entspannend wirkt. Basilikum eignet sich für klare und funktionale Räume, Restaurants, Speiseräume, Küchen.
Einschränkungen: Bei Epilepsie Verbot in hoher Dosierung.

Bay

Bay *(Pimenta racemosa, P. acris)*
Konsistenz/Farbe: Dünnflüssig, klar.
Duftcharakter: Würzig, nelkenartig.
Verflüchtigung/Evaporation: Schnell.
Duftintensität: Leicht.
Duftwirkung: Nervenberuhigend (starke Wirkung auf vegetatives Nervensystem).
Assoziation: Weit, kühl, klar, rein, anregend.
Farbwirkung: Hellgrün.
Jahreszeit: Frühling/Sommer.
Duftharmonie: Basilikum, Cajeput, Cassia, Citronella, Eukalyptus, Geranie, Ingwer, Lorbeer, Minze, Rosmarin, Wacholder, Tea-Tree, Ysop, Koniferenöle.
Bemerkung: Bay ist ein relativ unbekannter Duft, der eine ausgezeichnete Wirkung auf das vegetative Nervensystem hat. Ein Öl für aufgeregte Kopfarbeiter, Workoholics. Paßt gut in funktionale, helle Räume, Büros. Erweitert enge, dunkle Räume. Eliminiert muffige Gerüche.

Benzoe

Benzoe *(Styrax benzoin, S. tonkinensis)*
Konsistenz/Farbe: Dickflüssig-fest, gelb-rötlich.
Duftcharakter: Balsamisch, süß, vanille- und schokoladenartig.
Verflüchtigung/Evaporation: Langsam.
Duftintensität: Stark.
Duftwirkung: Antiseptisch, nervenberuhigend, streßreduzierend, schlaffördernd, antidepressiv, entspannend.

Assoziation: Behaglich, ruhig, geborgen, warm, süß, gemütlich, besinnlich, Seele baumeln lassen, Kinderzeit.
Farbwirkung: Rotbraun.
Jahreszeit: Herbst/Winter.
Duftharmonie: Amyris, Bergamotte, Davana, Elemi, Honig, Hyazinthe, Kamille, Linaloeholz, Orange, Mandarine, Mimose, Myrte, Neroli, Palmarosa, Sandelholz, Styrax, Tolu, Tonka, Ylang-Ylang.
Bemerkung: Benzoe stimmt ausgeglichen, sinnlich und weckt Erinnerungen an Süßigkeiten. Dürfte Kinder sehr ansprechen. Ausgezeichnet für gereizte Nerven. Ein Duft zum Loslassen, Lesen, Kaminabende, entspannte Unterhaltung, friedliche Atmosphäre. Benzoe ist nicht für kleine, enge Räume geeignet.

Bergamotte *(Citrus bergamia, Risso)* **Bergamotte**
Konsistenz/Farbe: Dünnflüssig, gelb-grünlich.
Duftcharakter: Frisch, spritzig, orangenartig.
Verflüchtigung/Evaporation: Schnell.
Duftintensität: Leicht.
Duftwirkung: Antidepressiv, stimmungsaufhellend, antiseptisch, nervenharmonisierend, mental anregend/erfrischend, konzentrationsfördernd, appetitregulierend.
Assoziation: Hell, sonnig, Heiterkeit, licht, weit, leicht, fröhlich, süß, ausdehnend, belebend, Orangenhain, Urlaub in Spanien.
Farbwirkung: Gelbgrün bis Orange.
Jahreszeit: Alle.
Duftharmonie: Alle Zitrusöle, Basilikum, Cananga, Eisenkraut, Geranie, Jasmin, Neroli, Kamille, Linaloeholz, Litsea, Melisse, Muskatellersalbei, Petitgrain, Sandelholz, Ylang-Ylang.
Bemerkung: Bergamotte ist einer der bestakzeptierten Düfte der Welt. Das Öl wirkt ausgleichend: stimulierend bei Lethargie und Müdigkeit, beruhigend und entspannend bei Streß und Nervosität. Es läßt sich sehr gut mit vielen Düften mischen, da es sich gut einfügt, d. h. keinen dominanten Duft hat. Bergamotte paßt gut in helle, bunte Räume, gering dosiert auch in funktionale Räume.

Cajeput

Cajeput *(Melaleuca leucadendron)*
Konsistenz/Farbe: Dünnflüssig, klar.
Duftcharakter: Eukalyptusartig mit Nelkennote.
Verflüchtigung/Evaporation: Schnell.
Duftintensität: Leicht.
Duftwirkung: Antiseptisch, mental anregend, atmungsanregend, konzentrationsfördernd, allgemein belebend.
Assoziation: Hell, weit, frisch, gesund, klar.
Farbwirkung: Hellgrün.
Jahreszeit: Frühling/Sommer.
Duftharmonie: Bay, Citronella, Eukalyptus, Eisenkraut, Ingwer, Lorbeer, Lemongras, Litsea, Melisse, Minze, Rosmarin, Zitrone, Koniferenöle.
Bemerkung: Preiswertes Öl, das sich gut für konzentrationsfördernde, frische Mischungen als Hauptbestandteil eignet. Ergänzt sich gut mit Tea-Tree zur Raumluftdesinfektion. Paßt gut in funktionale, klare Räume.

Cananga

Cananga *(Cananga odorata)*
Konsistenz/Farbe: Dünnflüssig, gelblich.
Duftcharakter: Blumig-ledrig.
Verflüchtigung/Evaporation: Mittel.
Duftintensität: Stark.
Duftwirkung: Mental und emotional stimulierend, leicht aphrodisierend.
Assoziation: Schwül, exotisch, fremdartig, erotisch, sinnlich, blumig, animalisch, exklusiv.
Farbwirkung: Rotbraun.
Jahreszeit: Herbst/Winter.
Duftharmonie: Siehe Ylang-Ylang.
Bemerkung: Cananga ist Ylang-Ylang im Duft ähnlich. Siehe auch dort. Eine preiswertere Alternative mit geringerer beruhigender Wirkung.

Cassia

Cassia *(Cinnamomum cassia)*
Konsistenz/Farbe: Dünnflüssig, gelblich.
Duftcharakter: Warm, würzig, süßlich, feurig.

Verflüchtigung/Evaporation: Langsam.
Duftintensität: Stark.
Duftwirkung: Stark antiseptisch, nervenstärkend, mental stimulierend, aphrodisierend, appetitanregend.
Assoziation: Wohlig warm, behaglich, exotisch, anregend, erinnert an Weihnachten und Zimtgebäck.
Farbwirkung: Orangerot – Braunrot.
Jahreszeit: Herbst/Winter.
Duftharmonie: Benzoe, Davana, Cananga, Mandarine, Muskat, Orange, Vanille, Zimt.
Bemerkung: Cassia wird aus der Zimtblüte gewonnen und duftet deutlich süßlich. Es kann in hoher Dosierung zu starker Stimulation führen und wirkt dann stechend über den Trigeminus. Ein typischer Winterduft, der Wärme und Behaglichkeit erzeugt. In Duftmischungen gering dosieren, da dominanter Duft.

Cistrose *(Cistus labdaniferus)*   **Cistrose**
Konsistenz/Farbe: Leicht dickflüssig, sattes Gelb.
Duftcharakter: Kamillenartig, ambraartig, balsamisch, holzig, fruchtig, würzig.
Verflüchtigung/Evaporation: Langsam.
Duftintensität: Stark.
Duftwirkung: Psychisch harmonisierend, entspannend, streßreduzierend, stimmt besinnlich und ruhig.
Assoziation: Gelbes Blumenbeet, wärmende Sonne, samtig, weich, sanft, innere Wärme, loslassen, Nachmittagstee.
Farbwirkung: Sattes Gelb mit etwas Ocker.
Jahreszeit: Alle.
Duftharmonie: Davana, Elemi, Geranie, Kamille, Linaloeholz, Mimose, Narzisse, Palmarosa, Sandelholz, Styrax, Tolu, Tonka, Rose, Vanille.
Bemerkung: Als Absolue ist Cistrose dickflüssig, ist also in Duftmischungen sehr gut zu verschütteln. Eine Delikatesse, die ihren Preis hat, diesen aber durch die stark entspannende Wirkung auch wert ist. Sollte entweder mit anderen Düften gestreckt oder gering dosiert werden. Sonst zu teuer, zu intensiv

und möglicherweise nervenreizend oder desorientierend. Paßt gut in farbenfrohe, helle Räume und eine gediegene Einrichtung.

Citronella

Citronella *(Cymbopogon winterianus, C. nardus)*
Konsistenz/Farbe: Dünnflüssig, hellgelb.
Duftcharakter: Zitrus-, melissenartig, sehr frisch.
Verflüchtigung/Evaporation: Schnell.
Duftintensität: Stark.
Duftwirkung: Körperlich und mental stimulierend, luftreinigend, stark antiseptisch, antibakteriell, pilztötend.
Assoziation: Rein, desinfizierend, fruchtig, frisch, blütig, scharf, süß, Fitneß, Aktivität.
Farbwirkung: Grünrot.
Jahreszeit: Frühling/Sommer.
Duftharmonie: Bay, Eukalyptus, Eisenkraut, Lemongras, Limette, Litsea, Melisse, Minze, Ysop, Zitrone.
Bemerkung: Citronella wird häufig mit Reinigungsmitteln und Desinfektion in Verbindung gebracht, wenn es allein benutzt wird. Es reinigt die Raumluft vorzüglich und sollte nur in geringer Dosierung genommen werden, da sein Duft sehr intensiv ist und möglicherweise nervenreizend wirkt. Ein Duft für funktionale, helle Räume und überall dort, wo Gerüche eliminiert werden sollen.

Davana

Davana *(Artemisia pallens)*
Konsistenz/Farbe: Dünnflüssig, hell bis gelblich.
Duftcharakter: Warm, süß, mangoartig.
Verflüchtigung/Evaporation: Mittel.
Duftintensität: Stark.
Duftwirkung: Entspannend, nervenberuhigend, streßreduzierend, wärmend.
Assoziation: Fruchtig, süß, warm, weiblich, betörend, hemmt logisches Denken, loslassen, Spätsommer, orientalischer Markt, reifes Obst.
Farbwirkung: Orangerot.
Jahreszeit: Herbst/Winter.

Duftharmonie: Benzoe, Bergamotte, Honig, Kamille, Linaloeholz, Mandarine, Orange, Palmarosa, Rose, Sandelholz, Tolu, Tonka, Vanille, Ysop, Zimt, Cassia.
Bemerkung: Davana weckt die Lust auf Süßes. Es ist ein weicher, weiblicher Duft, der die Genußfreude anregt. Paßt gut zu farbenfrohen Räumen, Konfiserie, Konditorei.

Douglasie *(Pseudotsuga douglasii)* **Douglasie**
Unterscheidet sich von Fichten- und Tannendüften durch eine süßliche Duftnote. Das rare Öl wird sehr positiv beurteilt und wirkt beruhigend. Für weitere Informationen siehe Tanne.

Eichenmoos *(Evernia prunastri, E. furfuracea)* **Eichenmoos**
Konsistenz/Farbe: Mittlere Konsistenz, braunrot, dunkel.
Duftcharakter: Teerig, moosig, süßlich, rauchig-animalisch.
Verflüchtigung/Evaporation: Langsam.
Duftintensität: Stark.
Duftwirkung: Zentrierend, erdend, leicht aphrodisierend.
Assoziation: Leder, Rauchzimmer, erotisch, tief, schwer, männlich, tierisch.
Farbwirkung: Schwarzbraun.
Jahreszeit: Alle.
Duftharmonie: Galbanum, Labdanum, Muskatellersalbei, Vetiver, Koniferen.
Bemerkung: Typische Herren-Note. Das Öl löst sich nur schwer auf und muß gründlich verrührt/verschüttelt werden. Ungestreckt oder pur nicht geeignet für Duftmaschinen, da erhebliche Rückstände. Paßt gut zu dunkler Einrichtung und Leder.

Eisenkraut *(Verbena officinalis, Alosia tryphilla)* **Eisenkraut**
Konsistenz/Farbe: Dünnflüssig, hellgelb bis klar.
Duftcharakter: Zitronenartig, leicht, frisch bis süß, grün, herb bei verschiedenen Qualitäten.
Verflüchtigung/Evaporation: Schnell.
Duftintensität: Stark.
Duftwirkung: Konzentrationsfördernd, fördert Kreativität

und Phantasie, leicht euphorisierend, antidepressiv, allgemein belebend, nervenberuhigend, streßreduzierend, luftreinigend.
Assoziation: Frisch, leicht, lebendig, heiter, spritzig, Leichtigkeit, Lebendigkeit, Heiterkeit, Aktivität.
Farbwirkung: Gelbgrün – Rotgrün.
Jahreszeit: Frühling/Sommer.
Duftharmonie: Bergamotte, Citronella, Ingwer, Lemongras, Litsea, Melisse, Minze, Zitrone, Neroli, Orange, Pampelmuse, Limette, Myrte.
Bemerkung: Teurer Duftstoff, der meistens mit Litsea oder Lemongras gestreckt angeboten wird. Original ist sehr duftintensiv, daher sind nur geringe Mengen notwendig. Paßt gut in funktionale, klare Räume. Gut für Kopfarbeiter.

Elemi

Elemi *(Canarium luzonicum)*
Konsistenz/Farbe: Dünnflüssig, klar.
Duftcharakter: Grün, waldig, frisch.
Verflüchtigung/Evaporation: Mittel.
Duftintensität: Mittel.
Duftwirkung: Entspannend, streßreduzierend, psychisch stabilisierend und harmonisierend, bewußtseinserweiternd, stimmt meditativ.
Assoziation: Wald, Wintergarten, Gewächshaus, still, beschaulich, loslassen, nach innen schauen.
Farbwirkung: Grünbraun.
Jahreszeit: Sommer/Herbst/Winter.
Duftharmonie: Cananga, Davana, Eichenmoos, Labdanum, Muskatellersalbei, Narde, Weihrauch, Koniferen.
Bemerkung: Elemi erlaubt Ihnen tiefe Entspannung und versetzt Sie auf eine Waldlichtung. Es paßt gut zu «grünen» Düften und macht den Raum kleiner. Paßt gut in weitläufige Räume mit viel Pflanzen.

Eukalyptus

Eukalyptus *(Eukalyptus globulus, E. rabiata, E. citriodora)*
Konsistenz/Farbe: Dünnflüssig, klar.
Duftcharakter: Frisch, scharf-würzig (E. globulus, E. rabiata); frisch, zitronig-rosig, blumig (E. citriodora).

Verflüchtigung/Evaporation: Schnell.
Duftintensität: Leicht.
Duftwirkung: Stark antiseptisch und antibakteriell, allgemein anregend, konzentrationssteigernd, atmungsanregend, luftreinigend, desodorierend.
Assoziation: Weit, frisch, hell, gesund, Fitneß, Sauna.
Farbwirkung: Grün.
Jahreszeit: Frühling/Sommer.
Duftharmonie: Bay, Cajeput, Citronella, Lemongras, Eisenkraut, Lavendel, Melisse, Koniferen.
Bemerkung: Eukalyptus wird natürlich mit Inhalation und den Atemwegen in Verbindung gebracht. Ideal für Sauna, Hallenbad, Dampf-/Inhalationsräume. Da das Öl stark antiseptisch ist, eignet es sich für Raumluftreinigung, im Winter für Publikumsräume, sollte aber mit anderen Ölen gemischt werden. Beim ätherischen Öl von Eukalyptus citriodora ist das bereits gegeben.

Fichte, Fichtennadel *(Picea abies, P. excelsa, P. sibirica)* = Koniferen
Konsistenz/Farbe: Dünnflüssig, klar.
Duftcharakter: Frisch, würzig.
Verflüchtigung/Evaporation: Schnell.
Duftintensität: Leicht.
Duftwirkung: Antiseptisch, desodorierend, atmungsanregend, mental stimulierend, allgemein belebend, neutralisierend.
Assoziation: Weit, frisch, luftig, kühl, Waldluft, Berge, Sauberkeit, Fitneß.
Farbwirkung: Blaugrün.
Jahreszeit: Frühling/Sommer/Herbst.
Duftharmonie: Koniferen, Lavendel, Eukalyptus, Ingwer, Lorbeer, Cajeput, Minze, Tea-Tree.
Bemerkung: Ein frischer Duft, der an Fichtennadel-Bäder erinnert. Gemischt mit anderen Koniferen oder frischen Düften läßt Fichte/Fichtennadel Räume weiter und heller erscheinen. Eliminiert gut Körperdüfte und andere Gerüche.

Fichte, Fichtennadel

Galbanum

Galbanum *(Ferula galbanifera)*
Konsistenz/Farbe: Dünnflüssig, hell-gelblich.
Duftcharakter: Balsamisch, würzig, waldig.
Verflüchtigung/Evaporation: Mittel.
Duftintensität: Mittel.
Duftwirkung: Psychisch stabilisierend, stark beruhigend, mental ausgleichend, bewußtseinserweiternd, stimmt meditativ.
Assoziation: Dämmerung, warm, männlich, waldig, geheimnisvoll, loslassen.
Farbwirkung: Grünbraun.
Jahreszeit: Sommer/Herbst/Winter.
Duftharmonie: Labdanum, Eichenmoos, Vetiver, Weihrauch, Zeder.
Bemerkung: Klassische Duftkomponente von Meditationsmischungen – beruhigt auf allen Ebenen, erleichtert das Abschalten. Typische Herren-Note, die mit dunklen Farben und gediegenem Interieur harmoniert. Gestaltet Raum dunkler und wärmer.

Geranie

Geranie *(Pelargonium graveolens, P. odorantissimum)*
Konsistenz/Farbe: Dünnflüssig, gelblich.
Duftcharakter: Blumig-rosig, minzig, zitronig, leichte Schwefelnote (P. graveolens); blumig-fruchtig, stark rosig, keine Schwefelnote (P. odorantissimum).
Verflüchtigung/Evaporation: Mittel.
Duftintensität: Mittel.
Duftwirkung: Nervenstärkend, psychisch harmonisierend, antidepressiv, angstlösend, beruhigend, streßreduzierend.
Assoziation: Blumenbukett, Balkon im Sommer, rosig, herzlich, weiblich, blütig, süß.
Farbwirkung: Rosa.
Jahreszeit: Sommer/Herbst.
Duftharmonie: Rose, Linaloeholz, Palmarosa, Orange, Mandarine, Pampelmuse.
Bemerkung: Während P. graveolens (das übliche Geranienöl) durch seine leichte Schwefelnote an die Balkonpflanze unseres

Kulturkreises erinnert, wird P. odorantissimum sogar oftmals mit Rosenöl verwechselt. Es eignet sich daher zum Strecken von Rosenöl oder kann mit anderen rosenartigen Düften gemischt eine preiswerte Alternative zum teueren Rosenöl bieten. Paßt gut zu farbenfrohen, hellen Räumen.

Grapefruit, siehe Pampelmuse **Grapefruit**

Honig *(Bienenwachs)* **Honig**
Konsistenz/Farbe: Mittlere Konsistenz, gelb.
Duftcharakter: Warm, süß.
Verflüchtigung/Evaporation: Langsam.
Duftintensität: Stark.
Duftwirkung: Beruhigend.
Assoziation: Warm, geborgen, süß, Nachtisch, mütterliche Fürsorge, Nahrung, Sättigung.
Farbwirkung: Honigfarben.
Jahreszeit: Sommer/Herbst.
Duftharmonie: Davana, Hyazinthe, Kamille, Orange, Styrax, Tolu, Vanille, Benzoe.
Bemerkung: Kein ätherisches Öl, sondern ein Extrakt. Honig allein wird als zu süß und zu schwer empfunden und sollte mit einem der vorgenannten Öle gemischt werden. Es ist ein Kinderduft, der in geringer Dosierung die Lust auf Süßes wecken und in hoher Dosierung stillen kann. Paßt gut zu warmen Farben und hellen Räumen.

Hyazinthe *(Hyacinthus orientalis)* **Hyazinthe**
Konsistenz/Farbe: Dünnflüssig, gelblich.
Duftcharakter: Süß, krautig, blumig, himbeerartig.
Verflüchtigung/Evaporation: Langsam.
Duftintensität: Stark.
Duftwirkung: Psychisch harmonisierend, nervenberuhigend, streßreduzierend, entspannend, leicht aphrodisierend, fördert Inspiration, Kreativität und Phantasie.
Assoziation: Schwer, süß, fruchtig, sinnlich, luxuriös, blütig, loslassen, geheimnisvoll.

Farbwirkung: Gelbgrün mit leichtem Rot.
Jahreszeit: Sommer/Herbst.
Duftharmonie: Amyris, Sandelholz, Benzoe, Kamille, Mimose, Myrte, Rose, Jasmin, Vanille, Ylang-Ylang.
Bemerkung: Wird nur als Absolue angeboten und ist daher sehr teuer. Sollte entweder mit anderen Düften gestreckt oder gering dosiert werden. Sonst zu teuer, zu intensiv und möglicherweise nervenreizend oder desorientierend. Paßt gut zu hellen Räumen, nicht in funktionale Räume. Nichts für Kopfarbeiter oder Konzentration, eher für besinnliche, sinnliche Momente oder Tagträume.

Immortelle

Immortelle *(Helichrysum angustifolium, H. stocheas)*
Konsistenz/Farbe: Dünnflüssig, klar bis gelblich.
Duftcharakter: Süß, fruchtig, heuig, teeig mit Kamillenote.
Verflüchtigung/Evaporation: Langsam.
Duftintensität: Stark.
Duftwirkung: Psychisch stark wirksam (spricht Unterbewußtes an), erdend, beruhigend, streßreduzierend.
Assoziation: Warm, krautig, loslassen, magisch, Geborgenheit, Tee, Gebäck.
Farbwirkung: Gelbgrün.
Jahreszeit: Sommer/Herbst/Winter.
Duftharmonie: Honig, Hyazinthe, Mimose, Narde, Sandelholz, Styrax, Tolu, Tonka, Neroli, Bergamotte, Orange, Zypresse.
Bemerkung: Dieser feine Duft ist gering zu dosieren. Er kann in hoher Dosierung zu tranceartigen (angenehmen oder unangenehmen) Zuständen führen. Immortelle hat sich als Blockadenlöser in der Therapie bewährt.

Ingwer

Ingwer *(Zingiber officinale)*
Konsistenz/Farbe: Dünnflüssig, klar bis gelblich.
Duftcharakter: Frisch, holzig, blumig, warm mit würziger Koriander/Zitrone-Beinote.
Verflüchtigung/Evaporation: Schnell.
Duftintensität: Leicht.

Duftwirkung: Stark antiseptisch, wärmend, mental klärend, körperlich anregend, regt ästhetisches Empfinden an, appetit-anregend.
Assoziation: Frisch, klar, warm, energetisierend.
Farbwirkung: Rot – wird als feurig empfunden.
Jahreszeit: Frühling/Sommer.
Duftharmonie: Lorbeer, Citronella, Lemongras, Eisenkraut, Melisse, Minze.
Bemerkung: Ingwer eignet sich gut zur Desinfektion der Raumluft. Paßt in funktionale Räume und hilft bei Kopfarbeit.

Jasmin *(Jasminum officinalis, J. grandiflorum, J. Sambac sol.)*   **Jasmin**
Konsistenz/Farbe: Bei kühlen Temperaturen dickflüssig, gelb bis braun.
Duftcharakter: Süß, blumig, narkotisch.
Verflüchtigung/Evaporation: Langsam.
Duftintensität: Stark.
Duftwirkung: Antidepressiv, stimmungsaufhellend bis eupho-risierend, angstlösend, konzentrationssteigernd, nervenberu-higend, streßreduzierend, fördert allgemeines Wohlbefinden, regt Phantasie und Vorstellungsvermögen an, aphrodisierend.
Assoziation: Süß, sinnlich, betörend, weiblich, exotisch, luxu-riös, anregend, belebend.
Farbwirkung: Gelbgrün.
Jahreszeit: Sommer/Herbst.
Duftharmonie: Rose, Ylang-Ylang, Neroli, Sandelholz, Orange, Zeder, Hyazinthe.
Bemerkung: Jasmin wird als Absolue (extrahiert, sehr teuer) und ätherisches Öl (destilliert, preiswerter) angeboten. Duft sollte entweder mit anderen Düften gestreckt oder gering do-siert werden. Ansonsten zu teuer, zu intensiv und möglicher-weise nervenreizend oder desorientierend.

Kamille, Römische *(Anthemis nobilis)*
Kamille, Wilde *(Anthemis multicoulis)*
Kamille, Blaue *(Matricaria chamomilla)*
Konsistenz/Farbe: Leicht dickflüssig, gelblich (Römische K., Wilde K.). Leicht dickflüssig, blau bis grünlich (Blaue K.).
Duftcharakter: Heuig, fruchtig, würzig (Wilde K.). Heuig, würzig (Römische K.). Fruchtig, süßlich (Blaue K.).
Verflüchtigung/Evaporation: Mittel.
Duftintensität: Mittel (Wilde, Römische K.). Stark (Blaue K.).
Duftwirkung: Entspannend, angstlösend, nervenberuhigend, nervenstärkend, streßreduzierend, lindert Alpträume, schlaffördernd, fördert allgemeines Wohlbefinden.
Assoziation: Behaglich, geborgen, süß, behütet, gesund, loslassen, weit und klar (Blaue K.).
Farbwirkung: Gelbgrün (Römische K.), Grün (Wilde K.), Blau (Blaue K.).
Jahreszeit: Sommer/Herbst/Winter.
Duftharmonie: Honig, Davana, Lavendel, Melisse, Neroli, Geranie, Mimose, Immortelle.
Bemerkung: Echte Kamille ist ein teures Öl. Traditionelles Heilmittel, verursacht oftmals Assoziationen mit entsprechendem Tee, der möglicherweise nur bei Erkrankungen getrunken wurde. Um dem vorzubeugen, sollte das Öl gemischt werden. Wirkt sehr beruhigend und entspannend. Die Blaue Kamille wirkt stark auf das 6. Energiezentrum (Stirn) und erzeugt das Gefühl von Weite und Leichtigkeit.

Kiefern

Kiefer/Kiefernnadel *(Pinus sylvestris)* = Koniferen
Konsistenz/Farbe: Dünnflüssig, klar.
Duftcharakter: Waldig, frisch.
Verflüchtigung/Evaporation: Schnell.
Duftintensität: Leicht.
Duftwirkung: Antiseptisch, mental klärend, atmungsanregend, neutralisierend, luftreinigend.
Assoziation: Durchatmen, frisch, belebend, hell, ausweitend, Sauna, Wald, Berge, Wind.
Farbwirkung: Blaugrün.

Jahreszeit: Winter/Frühling.
Duftharmonie: Koniferen, Lavendel, Eukalyptus, Ingwer, Lorbeer, Cajeput, Minze, Tea-Tree.
Bemerkung: Aktivierender Duft, der sich für funktionale, helle Räume eignet. Auch gut zum Eliminieren von Gerüchen, besonders Körperdüften.

Labdanum *(Cistus labdaniferus)*   **Labdanum**
Konsistenz/Farbe: Dünnflüssig, gelblich.
Duftcharakter: Leder-, ambra-, moosartig, süßlich, heuig.
Verflüchtigung/Evaporation: Mittel.
Duftintensität: Mittel.
Duftwirkung: Beruhigend, streßreduzierend, zentrierend, erdend, mental ausgleichend, bewußtseinserweiternd, meditativ.
Assoziation: Loslassen, ruhig, nach innen schauend, schwere Stille, Waldboden, Wurzeln, Gewächshaus.
Farbwirkung: Braungrün.
Jahreszeit: Sommer/Herbst/Winter.
Duftharmonie: Cistrose, Myrte, Muskatellersalbei, Elemi, Sandelholz, Amyris, Narde, Weihrauch.
Bemerkung: Duftkomponente traditioneller Meditationsmischungen, die stark zentrierend wirkt. Sollte entweder mit anderen Düften gestreckt oder gering dosiert werden. Sonst zu teuer, zu intensiv und möglicherweise nervenreizend oder desorientierend. Paßt zu dunklen Räumen mit schwerem Mobiliar. Kein Duft für Kopfarbeiter.

Latschenkiefer *(Pinus mugo Turra, P. montana, P. pumilionis)* =   **Latschenkiefer**
Koniferen
Konsistenz/Farbe: Dünnflüssig, klar.
Duftcharakter: Balsamisch, frisch, waldig.
Verflüchtigung/Evaporation: Schnell.
Duftintensität: Schwach.
Duftwirkung: Antiseptisch, mental stimulierend, atmungsanregend, luftreinigend, neutralisierend.
Assoziation: Ausweitend, frisch, klar, durchatmen, befreiend, innere Reinigung, Wind, Berge.

Farbwirkung: Blaugrün.
Jahreszeit: Winter/Frühling.
Duftharmonie: Koniferen, Lavendel, Eukalyptus, Ingwer, Lorbeer, Cajeput, Minze, Tea-Tree.
Bemerkung: Aktivierender Duft, der sich für funktionale, helle Räume eignet. Auch gut zum Eliminieren von Gerüchen, besonders Körperdüften.

Lavendel

Lavendel *(Lavandula officinalis, L. vera, L. angustifolia)*
Konsistenz/Farbe: Dünnflüssig, klar bis bläulich.
Duftcharakter: Frisch, kräuterartig, blumig, herb; typisch Lavendel.
Verflüchtigung/Evaporation: Mittel.
Duftintensität: Mittel.
Duftwirkung: Nervenstärkend, nervenberuhigend, streßreduzierend, entspannend, schlaffördernd, psychisch ausgleichend, desodorierend, luftreinigend.
Assoziation: Ausweitend, loslassen, sauber, frisch, rein, klar, hell, blumig, süß, mütterlich, Erfrischungswasser und -tücher, Provence.
Farbwirkung: Blauviolett.
Jahreszeit: Frühling/Sommer/Herbst.
Duftharmonie: Bergamotte, Orange, Zitrone, Geranie, Muskatellersalbei, Neroli, Rose, Koniferen.
Bemerkung: Klassischer Duft der Provence, trifft auf geteilte Meinungen: strikte Ablehnung (durch Erinnerungen an billige Nachkriegsparfüms der Mütter) oder Akzeptanz (wegen Assoziation von Reinheit und Klarheit), selten aber auf Begeisterung. Reinigt Raumluft schnell von Gerüchen. Paßt zu funktionaler, nüchterner Einrichtung als auch farbenfrohem, gediegenem Interieur. Erzeugt ausweitendes Raumgefühl.

Lemongras

Lemongras *(Cymbopogam citratus, C. flexuosus)*
Konsistenz/Farbe: Dünnflüssig, gelblich.
Duftcharakter: Intensiv, frisch, zitronig (citratus) oder krautig (flexuosus).
Verflüchtigung/Evaporation: Schnell.

Duftintensität: Stark.
Duftwirkung: Antiseptisch, mental anregend, desodorierend, lufterfrischend.
Assoziation: Frische, Sauberkeit, Zitrusfrüchte, Helligkeit, Aktivität, Fitneß.
Farbwirkung: Gelbgrün.
Jahreszeit: Frühling/Sommer/Herbst.
Duftharmonie: Koniferen, Wacholder, Geranie, Lavendel, Eukalyptus, Ingwer, Lorbeer, Cajeput, Minze, Tea-Tree, Citronella, Limette, Litsea.

Limette *(Citrus aurantiifolia swingle)*   **Limette**
Konsistenz/Farbe: Dünnflüssig, gelblich.
Duftcharakter: Zitronig, frisch, herb. Kaltgepreßtes Öl spritziger als destilliertes Öl.
Verflüchtigung/Evaporation: Schnell.
Duftintensität: Leicht.
Duftwirkung: Antiseptisch, desodorierend, luftreinigend, antidepressiv, mental stimulierend, stimmungsaufhellend, kreativitätsfördernd.
Assoziation: Rein, frisch, weit, fruchtig, spritzig, Südfrüchte, Coca-Cola, Aktivität, Karibik.
Farbwirkung: Gelbgrün.
Jahreszeit: Sommer/Herbst.
Duftharmonie: Pampelmuse, Bergamotte, Eisenkraut, Lemongras, Litsea, Zitrone, Koniferen.
Bemerkung: Als Bestandteil von Coca-Cola und ähnlichen Marken erinnert der Duft an Erfrischung. Sein herber Duft eliminiert gut Gerüche und paßt in funktionale, klare, helle Räume. Ein Duft für Kopfarbeiter.

Linaloeholz *(Bursera delpechiana)*   **Linaloeholz**
Konsistenz/Farbe: Dünnflüssig, gelblich.
Duftcharakter: Rosig, frisch.
Verflüchtigung/Evaporation: Mittel.
Duftintensität: Leicht.
Duftwirkung: Entspannend.

Assoziation: Kosmetiksalon, herzlich, weiblich, weich, sanft.
Farbwirkung: Rosa.
Jahreszeit: Alle.
Duftharmonie: Rose, Palmarosa, Geranie, Lavendel, Ylang-Ylang, Cananga.
Bemerkung: Preiswerter, rosiger Duft, der sich als Hauptbestandteil für Mischungen als Herznote eignet. Ersetzt Rosenholz, das im Regenwald Südamerikas wächst und aus ökologischen Gründen nicht mehr abgeholzt werden sollte.

Litsea

Litsea / May Chang *(Litsea cubeba)*
Konsistenz/Farbe: Dünnflüssig, gelblich.
Duftcharakter: Frisch, zitronig.
Verflüchtigung/Evaporation: Schnell.
Duftintensität: Stark.
Duftwirkung: Antiseptisch, luftreinigend, mental anregend, konzentrationsfördernd.
Assoziation: Frisch, ausweitend, spritzig, süß, rein, aktivierend.
Farbwirkung: Gelbgrün.
Jahreszeit: Frühling/Sommer.
Duftharmonie: Zitrone, Lemongras, Lorbeer, Melisse, Eisenkraut, Neroli, Pampelmuse, Citronella.
Bemerkung: Preiswerter, spritziger Duft mit blumiger Note, der für konzentriertes Arbeiten und Luftreinigung sowie Luftdesinfizierung gut geeignet ist. Generell akzeptiert, ausgewogener als Lemongras oder Zitrone. Paßt gut in funktionale, helle Räume.

Lorbeer

Lorbeer *(Laurus nobilis)*
Konsistenz/Farbe: Dünnflüssig, klar.
Duftcharakter: Kräftig, eukalyptusähnlich.
Verflüchtigung/Evaporation: Schnell.
Duftintensität: Leicht.
Duftwirkung: Appetitanregend, mental klärend, stärkend.
Assoziation: Klar, frisch, würzig, energetisierend, kräftigend, zielgerichtet, würzige Luft.

Farbwirkung: Grün.
Jahreszeit: Frühjahr, Sommer.
Duftharmonie: Ingwer, Minze, Lemongras, Litsea, Eukalyptus, Cajeput.
Bemerkung: Sehr hilfreich bei Verwirrung und Unklarheit. Konzentriert die mentale Energie. Paßt nur in funktionale, helle Räume. Gut für Kopfarbeiter.

Majoran *(Origanum majorana, Thymus masticina)*   **Majoran**
Konsistenz/Farbe: Dünnflüssig, klar.
Duftcharakter: Grün, krautig, frisch, süß.
Verflüchtigung/Evaporation: Mittel.
Duftintensität: Leicht.
Duftwirkung: Beruhigend, nervenstärkend, stark entspannend, streßreduzierend, appetitfördernd, libidodämpfend.
Assoziation: Süß, Appetit, Pizza, hungrig, Wohlbehagen.
Farbwirkung: Grün.
Jahreszeit: Frühling/Sommer/Herbst.
Duftharmonie: Basilikum, Kamille, Myrte, Labdanum, Wacholder, Lavendel.
Bemerkung: Majoran als ätherisches Öl duftet nicht genauso wie das Gewürz/Kraut, das Sie aus der Küche kennen. Trotzdem löst es oft die Assoziation von Speisen aus, in denen Majoran vorkommt.

Mandarine *(Citrus madurensis)*   **Mandarine**
Konsistenz/Farbe: Dünnflüssig, sattes Gelb bis Rotbraun (Italien) oder leichtes Grün (Brasilien).
Duftcharakter: Süß, fruchtig.
Verflüchtigung/Evaporation: Schnell.
Duftintensität: Mittel.
Duftwirkung: Antidepressiv, entspannend, schlaffördernd, lindert Alpträume, streßreduzierend, appetitanregend.
Assoziation: Süß, warm, loslassen, sanft, Zitrusfrüchte, Kinderlachen, Obsttorte.
Farbwirkung: Orange.
Jahreszeit: Sommer/Herbst/Winter.

Duftharmonie: Bergamotte, Orange, Pampelmuse, Kamille, Myrte, Neroli, Petitgrain, Sandelholz, Zeder.
Bemerkung: Beliebter Duft bei Kindern. Wird wie alle Zitrusfrüchte gerne im Winter in Mischungen eingesetzt. Paßt gut in farbenfrohe Räume.

Melisse

Melisse *(Melissa officinalis)*
Konsistenz/Farbe: Dünnflüssig, klar bis gelblich.
Duftcharakter: Frisch, zitronig, hell.
Verflüchtigung/Evaporation: Mittel.
Duftintensität: Stark.
Duftwirkung: Antidepressiv, nervenstärkend, streßreduzierend, entspannend, konzentrationsstärkend, kreativitätssteigernd, harmonisierend, schlaffördernd, lindert Alpträume.
Assoziation: Weite, Frische, Heiterkeit, Offenheit, Aktivität.
Farbwirkung: Gelbgrün.
Jahreszeit: Frühling/Sommer.
Duftharmonie: Litsea, Lemongras, Eisenkraut, Myrte, Cajeput, Minze.
Bemerkung: Ein sehr teures Öl, wenn echt. Nicht zu verwechseln mit «Indischer Melisse» oder Zitronenmelisse, die keine echte Melisse sind. Melisse duftet süßlich, weich und nicht kratzig oder spritzig. Eine außergewöhnliche Kombination von Wirkungen: entspannend und konzentrationsfördernd – also etwas für den gestreßten Kopfarbeiter. Paßt gut in funktionale, helle Räume. Ist gering zu dosieren, vor allem als Einschlafhilfe, da es ein sehr duftintensives Öl ist.

Mimose

Mimose *(Acacia decurrens)*
Konsistenz/Farbe: Pastös, gelb.
Duftcharakter: Gelb, warm, blumig, bananenartig.
Verflüchtigung/Evaporation: Langsam.
Duftintensität: Stark.
Duftwirkung: Nervenberuhigend, entspannend, streßreduzierend, angstlösend, sensibilisierend.
Assoziation: Behaglich, blumig, süß, träumerisch, weiblich, warm, samtig.

Farbwirkung: Gelb.
Jahreszeit: Sommer / Herbst.
Duftharmonie: Kamille, Benzoe, Davana, Jasmin, Neroli, Styrax, Tolu, Tonka, Weihrauch, Zimt.
Bemerkung: Wird bisher nur als Absolue angeboten, daher teuer. Duft sollte entweder mit anderen Düften gestreckt oder gering dosiert werden. Sonst zu teuer, zu intensiv und möglicherweise nervenreizend oder desorientierend.

Minze: Ackerminze, Pfefferminze *(Mentha piperita, piperita var. vulgaris Piemonte, arvensis)* **Minze**
Konsistenz / Farbe: Dünnflüssig, klar.
Duftcharakter: Frisch, minzig, hell.
Verflüchtigung / Evaporation: Schnell.
Duftintensität: Stark.
Duftwirkung: Antiseptisch, stimulierend, konzentrationssteigernd, energetisierend, atmungsanregend, luftreinigend.
Assoziation: Weit, frisch, klar, scharf, Aktivität, Arznei.
Farbwirkung: Helles Grün.
Jahreszeit: Frühling / Sommer.
Duftharmonie: Cajeput, Bay, Eukalyptus, Limette, Rosmarin.
Bemerkung: Sehr preiswert. Unterscheidung zwischen Ackerminze, Wasserminze und Pfefferminze ist für die Anwendung im Sinne des Buches bedeutungslos. Gering dosieren, da sehr intensiver, dominierender Duft. Eignet sich für helle, funktionale Räume. Angebracht bei Verwirrung und geistiger Müdigkeit. Duft verflüchtigt sich sehr schnell.

Moschuskörner *(Abelmoschus moschatus, Hibiscus abelmoschus)* **Moschuskörner**
Konsistenz/Farbe: Mittelflüssig, gelblich.
Duftcharakter: Animalisch, warm, grün – gestreckt etwas süßlich.
Verflüchtigung/Evaporation: Langsam.
Duftintensität: Stark.
Duftwirkung: Entspannend, harmonisierend, streßreduzierend, stark aphrodisierend.

Assoziation: Animalisch, geheimnisvoll.
Farbwirkung: Dunkles Grün.
Jahreszeit: Alle.
Duftharmonie: Sandelholz, Vetiver, Labdanum, Styrax, Tolu, Tonka, Ylang-Ylang.
Bemerkung: Pflanzlicher Ersatz des Duftes des Moschushirschen, der als Aphrodisiakum in Parfüms eingesetzt wird. Wegen starker Duftintensität gering zu dosieren. Eignet sich natürlich nicht für Kopfarbeit, sondern eher für sinnliche Stunden.

Muskat

Muskat *(Myristica fragrans)*
Konsistenz/Farbe: Dünnflüssig, klar.
Duftcharakter: Würzig, herb, typisch Muskat.
Verflüchtigung/Evaporation: Mittel.
Duftintensität: Mittel.
Duftwirkung: Beruhigend, wärmend, traumfördernd.
Assoziation: Würzig, warm, orientalisch.
Farbwirkung: Grünrot.
Jahreszeit: Sommer/Herbst/Winter.
Duftharmonie: Muskatellersalbei, Lorbeer, Ingwer, Cajeput, Bay, Wacholder.
Bemerkung: Wirkt bei Streß gegen Bluthochdruck – auch in der Duftlampe. Gering dosieren, da Muskat in hoher Dosierung halluzinogen wirken kann. Ungeeignet bei gleichzeitigem Alkoholgenuß. Gut im Winter, da der Duft als «wärmend» wahrgenommen wird.

Muskateller-salbei

Muskatellersalbei *(Salvia sclarea)*
Konsistenz/Farbe: Dünnflüssig, gelblich.
Duftcharakter: Heuig, süß, herb, würzig, leicht urinös.
Verflüchtigung/Evaporation: Mittel.
Duftintensität: Mittel.
Duftwirkung: Nervenberuhigend, nervenstärkend, streßreduzierend, antidepressiv, entspannend, stimmungsaufhellend, stimmt lebhaft, angstlösend, traumanregend, fördert Kreativität und Phantasie, aphrodisierend, lindert Alpträume.

Assoziation: Kräuterladen, würzig, süß, etwas geheimnisvoll.
Farbwirkung: Blaugrün.
Jahreszeit: Sommer/Herbst/Winter.
Duftharmonie: Geranie, Lavendel, Bergamotte, Muskat, Melisse, Myrte, Weihrauch, Zypresse, Sandelholz, Jasmin, Orange.
Bemerkung: Gut zum völligen Abschalten, Träumen, Nichtstun, auch wertvoll für kreative Gedanken. Therapeutischer Einsatz: Traumreisen, Trancen und Hypnose. Grundsätzlich gering dosieren, da starke psychische Wirkung. Ungeeignet bei gleichzeitigem Alkoholgenuß.

Myrrhe *(Commiphora myrrha, C. abyssinica)*   **Myrrhe**
Konsistenz/Farbe: Mittelflüssig, gelbrot.
Duftcharakter: Bitter, warm, würzig, sauer.
Verflüchtigung/Evaporation: Langsam.
Duftintensität: Stark.
Duftwirkung: Nervenberuhigend, psychisch harmonisierend, mental ausgleichend, bewußtseinserweiternd, stimmt meditativ, antiseptisch.
Assoziation: Tief, warm, beschaulich, verinnerlichend, feierlich, Arznei, Heilung.
Farbwirkung: Braunrot.
Jahreszeit: Herbst/Winter.
Duftharmonie: Narde, Sandelholz, Styrax, Immortelle, Labdanum, Bergamotte.
Bemerkung: Traditioneller Duft für Tiefenentspannung, innere Ruhe, Meditation; Myrrhe synchronisiert die Gehirnhälften. Paßt nicht in Publikumsräume.

Myrte *(Myrtus communis)*   **Myrte**
Konsistenz/Farbe: Dünnflüssig, klar.
Duftcharakter: Frisch, blütig, leicht eukalyptusartig, krautig.
Verflüchtigung/Evaporation: Schnell.
Duftintensität: Mittel.
Duftwirkung: Antiseptisch, beruhigend, mental klärend, atmungsanregend, neutralisierend, bewußtseinserweiternd, stimmt meditativ.

Assoziation: Blüten, Süße, Frische, Mittelmeerstrand, Klarheit, entspannte Freude, Gelöstheit.
Farbwirkung: Blaugrün mit Gelb.
Jahreszeit: Alle.
Duftharmonie: Elemi, Labdanum, Geranie, Lavendel, Rose, Sandelholz, Minze, Koniferen, Neroli, alle Zitrusdüfte, Ysop, Wacholder.
Bemerkung: Mittlere Preisklasse. Ein sehr harmonischer Duft, der sich in alle Duftmischungen gut einfügen läßt. Gut für entspannte Kopfarbeit, zum Reinigen der Raumluft und zum Klären von Schwingungen.

Narde

Narde *(Nardostachys Jatamansi)*
Konsistenz/Farbe: Dünnflüssig, braun-grünlich.
Duftcharakter: Bitter, erdig, herb.
Verflüchtigung/Evaporation: Langsam.
Duftintensität: Stark.
Duftwirkung: Nervenberuhigend, streßreduzierend, psychisch harmonisierend, entspannend, bewußtseinserweiternd, stimmt meditativ, neutralisierend.
Assoziation: Erdig, innere Ruhe, loslassen, sakraler Raum, versinken, fremdartig.
Farbwirkung: Grünbraun.
Jahreszeit: Alle.
Duftharmonie: Myrrhe, Elemi, Labdanum, Sandelholz, Galbanum, Immortelle, Rose, Jasmin.
Bemerkung: Traditioneller, teurer Duft aus den Bergen des Himalaya. Gut für Tiefenentspannung, innere Ruhe, Meditation; Narde synchronisiert die Gehirnhälften. Paßt nicht in Publikumsräume.

Narzisse

Narzisse *(Narcissus poeticus, N. tazetta, N. jonquilla)*
Konsistenz/Farbe: Dickflüssig, gelb-grünlich.
Duftcharakter: Schwer, süß, erdig, intensiv.
Verflüchtigung/Evaporation: Langsam.
Duftintensität: Stark.
Duftwirkung: Nervenberuhigend, streßreduzierend, entspan-

nend, aphrodisierend, inspirierend, kreativitätssteigernd, leicht euphorisierend, stimmungsaufhellend.
Assoziation: Sinnlich, süß, exotisch, warm, herzlich, loslassen, weiblich, orientalisch, Blumen im Sommer.
Farbwirkung: Gelb.
Jahreszeit: Sommer/Herbst.
Duftharmonie: Cistrose, Mimose, Rose, Jasmin, Neroli, Vanille, Ylang-Ylang, Zeder.
Bemerkung: Ein teures Absolue. Der Duft sollte entweder mit anderen Düften gestreckt oder gering dosiert werden. Sonst zu teuer, zu intensiv und möglicherweise nervenreizend oder desorientierend. Paßt in farbenfrohe, helle Räume.

Neroli *(Citrus auranthium, bigaradia)*   **Neroli**
Konsistenz/Farbe: Dünnflüssig, grünlich.
Duftcharakter: Warm, süß, etwas holzig-herb.
Verflüchtigung/Evaporation: Mittel.
Duftintensität: Mittel bis stark.
Duftwirkung: Nervenberuhigend, streßreduzierend, entspannend, angstlösend, antidepressiv, schlaffördernd, leicht aphrodisierend.
Assoziation: Weiblich, herb, sinnlich, sanft, Garten mit Früchten, Süße, Weiblichkeit, Sinnlichkeit, Sanftheit.
Farbwirkung: Grünrot.
Jahreszeit: Alle.
Duftharmonie: Alle Zitrusöle, Rose, Jasmin, Narzisse, Hyazinthe, Lavendel, Geranie, Vanille, Tolu, Tonka, Vetiver, Zeder, Ylang-Ylang.
Bemerkung: Mittelteures Öl. Neroli wird aus der Blüte der Bitterorange gewonnen und harmoniert grundsätzlich mit allen Zitrusdüften. Es hat sich als Schutzöl bei Verletzbarkeit bewährt.

Orange *(Citrus vulgaris aurantium)*   **Orange**
Konsistenz/Farbe: Dünnflüssig, rot-gelblich.
Duftcharakter: Spritzig, warm, süß, «sonnig».
Verflüchtigung/Evaporation: Schnell.

Duftintensität: Leicht.
Duftwirkung: Nervenberuhigend, streßreduzierend, entspannend, stimmungsaufhellend, antidepressiv, traum- und schlaffördernd, lindert Alpträume, appetitfördernd.
Assoziation: Warm, herzlich, freudig, loslassen, sanft, Sich-in-der-Sonne-Räkeln, Orangenhain, Süden, aber auch Weihnachten.
Farbwirkung: Orange.
Jahreszeit: Herbst/Winter (aufgrund Dufterinnerung) – sonst typisch Sommer.
Duftharmonie: Alle Zitrusöle, Vanille, Tolu, Tonka, Vetiver, Zeder, Ylang-Ylang, Zimt, Zypresse, Sandelholz.
Bemerkung: Sehr preiswertes Öl. Das Öl der Blutorange (unter dieser Bezeichnung erhältlich) duftet deutlich süßer und intensiver als die gewöhnliche Orange. Beide Düfte sind recht preiswert und werden vielfach als Hauptbestandteil von Entspannungsmischungen genommen. Beliebter Kinderduft.

Palmarosa

Palmarosa *(Cymbopogon martinii)*
Konsistenz/Farbe: Dünnflüssig, klar bis gelblich.
Duftcharakter: Rosig, grasig.
Verflüchtigung/Evaporation: Mittel.
Duftintensität: Mittel.
Duftwirkung: Psychisch harmonisierend, leicht antidepressiv.
Assoziation: Weiblich, sanft, herzlich, harmonisch, Plüsch, Rosen.
Farbwirkung: Rosa.
Jahreszeit: Sommer/Herbst.
Duftharmonie: Rose, Geranie, Linaloeholz, Sandelholz.
Bemerkung: Das Öl ist preiswert und eignet sich gut zum Strecken des reinen Rosenöls und zur Kreation lieblicher, blumiger Duftmischungen.

Pampelmuse

Pampelmuse/Grapefruit *(Citrus paradisi, C. maxima, C. deucumana)*
Konsistenz/Farbe: Dünnflüssig, hellgelb.
Duftcharakter: Frisch, zitronig, leicht bitter.

Verflüchtigung/Evaporation: Schnell.
Duftintensität: Leicht.
Duftwirkung: Entspannend, stimmungsaufhellend bis euphorisierend, angstlösend, antidepressiv, appetitfördernd.
Assoziation: Siehe Orange.
Farbwirkung: Gelb.
Jahreszeit: Alle.
Duftharmonie: Alle Zitrusöle, Rose, Jasmin, Narzisse, Hyzinthe, Vanille, Tolu, Tonka, Vetiver, Zeder, Ylang-Ylang.
Bemerkung: Preiswertes Zitrusöl, dessen dominante Wirkung die Stimmungsaufhellung, ein positiveres Selbstgefühl ist.

Patchouli *(Pogostemon patchouli, P. cablin)* **Patchouli**
Konsistenz/Farbe: Dünnflüssig, dunkelbraun bis schwarz.
Duftcharakter: Moosig, erdig, muffig, holzig.
Verflüchtigung/Evaporation: Langsam.
Duftintensität: Stark.
Duftwirkung: Nervenberuhigend (hohe Dosierung), nervenanregend (geringe Dosierung), angstlösend, zentrierend, stimmt meditativ, aphrodisierend.
Assoziation: Waldboden, Erde, dunkles Holz, Enge, Gruft, Animalisches.
Farbwirkung: Dunkelbraun/Schwarz.
Jahreszeit: Herbst.
Duftharmonie: Sandelholz, Weihrauch, Zeder, Vetiver, Rose, Jasmin, Ylang-Ylang, Cananga, Amyris.
Bemerkung: Patchouli wird von vielen als Duftmerkmal der Hippie-Indien-Bewegung assoziiert. Intensiver Duft, sollte mit anderen Düften gestreckt werden und haftet sehr lang.

Petitgrain *(Citrus auranthium amara, C. bigarada, C. mandarensis, C. limon)* **Petitgrain**
Konsistenz/Farbe: Dünnflüssig, klar.
Duftcharakter: Grün, blumig, frisch, herb (von Bitterorange), süßlich (von Süßorange, Mandarine), spritzig-frisch (von Zitrone).
Verflüchtigung/Evaporation: Mittel.

Duftintensität: Leicht.
Duftwirkung: Leicht nervenberuhigend, nervenstärkend, mental stimulierend.
Assoziation: Büro, Denkarbeit, Konzentration, Grün, Stärke.
Farbwirkung: Grün
Jahreszeit: Alle.
Duftharmonie: Alle Zitrusöle.
Bemerkung: Duftstoff eignet sich gut zum Herstellen von Konzentrationsmischungen. Gut für Kopfarbeiter und funktionale Räume, Konferenzen, Tagungen, Seminare.

Pinie

Pinie *(Pinus sylvestris)* = Koniferen
Konsistenz/Farbe: Dünnflüssig, klar.
Duftcharakter: Frisch, herb, harzig.
Sonst alles wie Tanne. Aber: Nicht bei Epilepsie.

Rose

Rose *(Rosa damascena, R. centifolia, R. gallica)*
Konsistenz/Farbe: Dickflüssig (17-23 °C) bis fest bei Kälte, gelblich.
Duftcharakter: Süß, blütig, schwer (R. damascena), frisch, leicht (R. centifolia, R. gallica).
Verflüchtigung/Evaporation: Langsam.
Duftintensität: Stark.
Duftwirkung: Antidepressiv, angstlösend, stimmungsaufhellend, entspannend, nervenberuhigend, streßreduzierend, sensibilisierend, schlaffördernd, lindert Alpträume, aphrodisierend.
Assoziation: Weiblich, sanft, loslassen, harmonisch, herzlich, rosa Kissen, Zauber, Seelenwärme, Herzöffnung, Liebe.
Farbwirkung: Rosa.
Jahreszeit: Alle.
Duftharmonie: Geranie, Lavendel, Jasmin, Sandelholz, Weihrauch, Zeder.
Bemerkung: Die Königin der Düfte – teuer, kostbar, sehr wirksam. Rose wird sowohl extrahiert als Absolue oder destilliert angeboten, letzteres Öl wird dadurch erschwinglich. Rose wird meistens mit Pflanzenölen (wie Jojobaöl) gestreckt ange-

boten. Als reines Öl kommt es unglücklicherweise oft in 1-ml-Flaschen, aus denen es sich kaum lösen läßt. Duft sollte entweder mit anderen Düften gestreckt oder gering dosiert werden. Sonst zu teuer, zu intensiv und möglicherweise nervenreizend oder desorientierend. Paßt zu warmen, roten Raumfarben. Nichts für Kopfarbeiter und funktionale Räume. Etwas für den Nachmittagstee oder den besinnlich-sinnlichen Abend.

Rosmarin *(Rosmarinus officinalis)* **Rosmarin**
Konsistenz/Farbe: Dünnflüssig, klar.
Duftcharakter: Frisch, krautig, eukalyptusartig oder kampfrig.
Verflüchtigung/Evaporation: Schnell.
Duftintensität: Mittel.
Duftwirkung: Konzentrationsfördernd, gedächtnisstärkend, intelligenzfördernd, nervenstärkend, allgemein belebend, energetisierend, antiseptisch.
Assoziation: Rein, grün, kräftig, lebendig, feurig, Spannung.
Farbwirkung: Grün.
Jahreszeit: Frühling/Sommer.
Duftharmonie: Cajeput, Koniferen, Lemongras, Minze, Basilikum, Wacholder, Bergamotte, Salbei.
Bemerkung: Mental stark anregend. Gut für funktionale Räume, Konferenz, Tagung, Seminar. Klassisches Kopfarbeiter-Öl.

Salbei *(Salvia officinalis, lavandulaefolia Vahl Wild)* **Salbei**
Konsistenz/Farbe: Dünnflüssig, klar.
Duftcharakter: Frisch, krautig, leicht süßlich bis kampferartig (Spanien).
Verflüchtigung/Evaporation: Schnell.
Duftintensität: Mittel.
Duftwirkung: Mental und körperlich anregend, energetisierend, konzentrationsfördernd, bewußtseinsfördernd, stimmt meditativ, neutralisierend.
Assoziation: Weit, rein, klar, ruhig, sakral, heil, Stärke, konzentrierte Ruhe.

Farbwirkung: Gelbgrün.
Jahreszeit: Alle.
Duftharmonie: Cajeput, Koniferen, Lemongras, Minze, Basilikum, Wacholder, Bergamotte, Rosmarin.
Bemerkung: Verbot bei Epilepsie. Gut für funktionale Räume, Konferenz, Tagung, Seminar.

Sandelholz

Sandelholz *(Santalum album)*
Konsistenz/Farbe: Dickflüssig, gelblich. Fest bei niedrigen Temperaturen.
Duftcharakter: Exotisch, süß, holzig, harzig, leicht zitronig.
Verflüchtigung/Evaporation: Langsam.
Duftintensität: Stark bis mittel.
Duftwirkung: Nervenberuhigend, streßreduzierend, entspannend. Antidepressiv, angstlösend, erdend, zentrierend, aphrodisierend, bewußtseinserweiternd, stimmt meditativ.
Assoziation: Sinnlich, warm, holzig, loslassen, vertraut, wohlig, behaglich, orientalisch, exotisch, sinnlich, sakral, Innenschau, Vertrauen.
Farbwirkung: Braunrot.
Jahreszeit: Sommer/Herbst/Winter.
Duftharmonie: Benzoe, Davana, Honig, Hyazinthe, Jasmin, Labdanum, Narde, Neroli, Tolu, Tonka, Vanille, Weihrauch, Zeder, Zitrone.
Bemerkung: Duft sollte entweder mit anderen Düften gestreckt oder gering dosiert werden. Sonst zu teuer, zu intensiv und möglicherweise nervenreizend oder desorientierend. Sandelholz repräsentiert Holz, Wärme und Behaglichkeit. Es ist kein Öl für konzentriertes Arbeiten. Es kann aber auch funktionale Räume wärmer und freundlicher gestalten.

Styrax

Styrax *(Liquidambar orientalis)*
Konsistenz/Farbe: Dünnflüssig, klar.
Duftcharakter: Balsamisch-süß, warm, blumig bis zimtartig mit leichter Gumminote.
Verflüchtigung/Evaporation: Langsam.
Duftintensität: Stark.

Duftwirkung: Entspannend, beruhigend, erdend, zentrierend, streßreduzierend, bewußtseinserweiternd, stimmt meditativ.

Assoziation: Süß, sinnlich, loslassen, warm, behaglich, narkotisch, balsamisch, schützend, kuschelig, weckt Sehnsucht, Balsam für die Seele.

Farbwirkung: Braunrot.

Jahreszeit: Sommer/Herbst/Winter.

Duftharmonie: Amyris, Cananga, Hyazinthe, Labdanum, Elemi, Muskatellersalbei, Neroli, Narde, Sandelholz, Tolu, Tonka, Weihrauch, Zeder, Orange.

Bemerkung: Da ein Balsam, hinterläßt Styrax starke Rückstände und tendiert zum Eindicken. Um dem vorzubeugen, gelegentlich mit etwas Weingeist verdünnen. Ein Duft für entspannende, ruhige Momente. Nichts für funktionale Räume und Kopfarbeiter. Wird häufig auch als Amber oder Ambretta angeboten.

Tanne

Tanne, Edeltanne, Weißtanne, Riesentanne, Tannenzapfen *(Abies alba, grandis, balsamea)* = Koniferen

Konsistenz/Farbe: Dünnflüssig, klar.

Duftcharakter: Frisch würzig, waldig. Weich, balsamisch-süß und frisch.

Verflüchtigung/Evaporation: Schnell.

Duftintensität: Schwach bis mittel.

Duftwirkung: Antiseptisch, mental stimulierend, atmungsanregend, desodorierend, neutralisierend.

Assoziation: Weite, Wind, Frische, Tannenwipfel, Bergwelt, Aktivität, Sauna, Fitneß.

Farbwirkung: Blaugrün.

Jahreszeit: Frühling/Sommer.

Duftharmonie: Koniferen, Lavendel, Eukalyptus, Ingwer, Lorbeer, Cajeput, Minze, Tea-Tree.

Bemerkung: Die klassischen Lufterfrischer und – reiniger.

Tea-Tree

Tea-Tree/Teebaum *(Melaleuca alternifolia)*

Konsistenz/Farbe: Dünnflüssig, klar.

Duftcharakter: Medizinisch, frisch, würzig.

Verflüchtigung/Evaporation: Schnell.
Duftintensität: Leicht.
Duftwirkung: Antiseptisch, mental anregend und stärkend.
Assoziation: Desinfektion, Arznei, Reinheit, Kräuter.
Farbwirkung: Grün.
Jahreszeit: Alle.
Duftharmonie: Koniferen, Lavendel, Eukalyptus, Ingwer, Lorbeer, Cajeput, Minze.
Bemerkung: Gutes Öl zur Desinfektion von Raumluft, Lüftungs-/Klimaanlagen. Mit Cajeput ergänzen zur Raumluftdesinfektion.

Tolu

Tolu *(Myroxylon balsamum)*
Konsistenz/Farbe: Dünnflüssig, dunkel.
Duftcharakter: Hyanzinthenartig, vanilleartig, zimtig, süß.
Verflüchtigung/Evaporation: Langsam.
Duftintensität: Mittel.
Duftwirkung: Nervenberuhigend, streßreduzierend, entspannend, erdend, sensibilisierend, stimmt meditativ.
Assoziation: Süß, warm, sinnlich, erotisch, behaglich, exotisch, weckt Sehnsucht.
Farbwirkung: Braunrot.
Jahreszeit: Sommer/Herbst.
Duftharmonie: Amyris, Cananga, Hyazinthe, Labdanum, Elemi, Muskatellersalbei, Neroli, Narde, Sandelholz, Tonka, Weihrauch, Zeder, Orange.
Bemerkung: Da ein Balsam, tendiert Tolu zum Eindicken. Um dem vorzubeugen, gelegentlich mit etwas Weingeist verdünnen. Hinterläßt viele Rückstände. Duft sollte entweder mit anderen Düften gestreckt oder gering dosiert werden. Sonst zu teuer, zu intensiv und möglicherweise nervenreizend oder desorientierend. Nichts für funktionale Räume und konzentriertes Arbeiten.

Tonka

Tonka *(Dipertyx odorata, oppositifolia)*
Konsistenz/Farbe: Pastös oder flüssig, wenn in Jojobaöl bzw. Alkohol gelöst (Auszug/Extrakt); dunkelbraun.

Duftcharakter: Warm, süß, heuig, karamelartig.
Verflüchtigung/Evaporation: Langsam.
Duftintensität: Stark.
Duftwirkung: Stimmungsaufhellend, entspannend, streßreduzierend, sensibilisierend, leicht aphrodisierend, zentrierend, stimmt meditativ.
Assoziation: Loslassen, süß, sinnlich, warm, erotisch, behaglich, exotisch, weckt Verlangen, sich den Tagträumen hingeben
Farbwirkung: Braunrot.
Jahreszeit: Sommer/Herbst.
Duftharmonie: Amyris, Cananga, Hyazinthe, Labdanum, Elemi, Muskatellersalbei, Neroli, Narde, Sandelholz, Tolu, Weihrauch, Zeder, Orange.
Bemerkung: Tonka ist teuer und wird als Extrakt entweder in Alkohol oder pflanzlichem Öl gelöst angeboten. Beides kann in Duftlampen angewendet werden. Mit pflanzlichem Öl für Zerstäuber oder Duftmaschinen nicht geeignet. Duft sollte entweder mit anderen Düften gestreckt oder gering dosiert werden. Sonst zu teuer, zu intensiv und möglicherweise nervenreizend oder desorientierend.

Vanille *(Vanilla planifolia)*   **Vanille**
Konsistenz/Farbe: Dünnflüssig, gelblich.
Duftcharakter: Typisch Vanille, warm, süß, balsamisch.
Verflüchtigung/Evaporation: Langsam.
Duftintensität: Stark.
Duftwirkung: Entspannend, nervenberuhigend, streßreduzierend, stimmungsaufhellend, mental anregend, kreativitätsfördernd, schlaffördernd, lindert Alpträume.
Assoziation: Süßspeisen, Dessert, Kinderlachen, weiblich, sinnlich, geborgen, bei Mutter, loslassen, süße Belohnung.
Farbwirkung: Gelb.
Jahreszeit: Sommer/Herbst.
Duftharmonie: Amyris, Cananga, Honig, Hyazinthe, Mandarine, Narzisse, Styrax, Labdanum, Elemi, Muskatellersalbei, Neroli, Narde, Sandelholz, Tolu, Weihrauch, Zeder, Orange, Zimt.

Bemerkung: Wird meist in Alkohol gelöst angeboten, da es ein Extrakt ist. Der Alkoholduft verfliegt rasch. Duft sollte entweder mit anderen Düften gestreckt oder gering dosiert werden. Sonst zu teuer, zu intensiv und möglicherweise nervenreizend oder desorientierend. Der «Süßstoff» unter den Düften, der das Bild von Geborgenheit und Behütung auslöst.

Verbena

Verbena, siehe Eisenkraut

Vetiver

Vetiver *(Vetiveria zizanoides)*
Konsistenz/Farbe: Dickflüssig, dunkel, rotbraun.
Duftcharakter: Erdig, waldig, herb, moosig.
Verflüchtigung/Evaporation: Langsam.
Duftintensität: Stark.
Duftwirkung: Nervenberuhigend, entspannend, nervenstärkend, streßreduzierend, erdend, zentrierend, angstlösend, aphrodisierend.
Assoziation: Dunkel, tief, loslassen, erdig, gruftig, eng, macht Angst, altes Holz, Wurzeln, Waldboden.
Farbwirkung: Dunkelbraun/Schwarz.
Jahreszeit: Herbst.
Duftharmonie: Amyris, Cananga, Hyazinthe, Labdanum, Elemi, Muskatellersalbei, Neroli, Narde, Sandelholz, Tolu, Tonka, Weihrauch, Ylang-Ylang, Geranie, Bergamotte, Eisenkraut, Zeder, Orange.
Bemerkung: Wegen intensiven Duftes in sparsamen Mengen verwenden, entfaltet mit Blüten gemischt ein köstliches Aroma. Ideale Fußnote für Mischungen, gibt viel Körper. Sollte entweder mit anderen Düften gestreckt oder gering dosiert werden. Sonst zu intensiv und möglicherweise angstfördernd. Nichts für enge, dunkle oder funktionale Räume. Braucht Platz und Licht.

Wacholder

Wacholder *(Juniperus communis)*
Konsistenz/Farbe: Dünnflüssig, klar.
Duftcharakter: Würzig, grün, aromatisch.
Verflüchtigung/Evaporation: Schnell.

Duftwirkung: Antiseptisch, nervenstärkend, mental stimulierend und klärend, konzentrationsfördernd, streßreduzierend, energetisierend, neutralisierend.

Assoziation: Frisch, klar, weit, rein, klärend, gesund, aktiv, Gin, Alkohol.

Farbwirkung: Grün.

Jahreszeit: Frühling/Sommer.

Duftharmonie: Cajeput, Koniferen, Lemongras, Minze, Basilikum, Rosmarin, Bergamotte, Salbei.

Bemerkung: Klassischer Duft zur Reinigung der Atmosphäre von Schwingungen (nach Seminaren und Versammlungen) und zur Klärung des Geistes. Bestandteil für Meditationsmischungen. Aber auch für Kopfarbeiter, paßt in funktionale Räume. Das Öl der Wacholderbeeren ist teurer als das des Wacholderholzes, sollte aber bevorzugt werden.

Weihrauch *(Boswellia carterii, B. thurifera)*　　　　**Weihrauch**

Konsistenz/Farbe: Dünnflüssig, klar bis gelblich.

Duftcharakter: Harzig, rauchig.

Verflüchtigung/Evaporation: Langsam.

Duftintensität: Stark.

Duftwirkung: Nervenberuhigend, streßreduzierend, angstlösend, psychisch harmonisierend, subtil aphrodisierend, zentrierend, bewußtseinserweiternd, stimmt meditativ.

Assoziation: Sakral, rauchig, fremdartig und doch bekannt, kostbar, erhaben, loslassen, Kirche, Ruhe, Innenschau, Räucherwerk, Meditation.

Farbwirkung: Grünbraun.

Jahreszeit: Alle.

Bemerkung: Weihrauch findet sich als Räucherwerk in katholischen Kirchen. Der Duft wird für bewußtseinserweiternde, meditative Übungen oder Situationen benutzt. Sollte entweder mit anderen Düften gestreckt oder gering dosiert werden. Sonst zu teuer, zu intensiv und möglicherweise desorientierend statt bewußtseinserweiternd. Nichts für funktionale Räume und Kopfarbeiter.

Ylang-Ylang

Ylang-Ylang *(Cananga odorata)*
Konsistenz/Farbe: Dünnflüssig, gelblich.
Duftcharakter: Betörend süß, intensiv, blütig, schwer bis spritzig-scharf.
Verflüchtigung/Evaporation: Langsam.
Duftintensität: Sehr stark.
Duftwirkung: Nervenberuhigend, stimmungsaufhellend bis euphorisierend, streßreduzierend, senkt den Adrenalinspiegel, entspannend, schlaffördernd, lindert Alpträume, aphrodisierend.
Assoziation: Sinnlich, erotisch, kostbar, verschwenderisch, betörend, exotisch, schwül, weiblich.
Farbwirkung: Rot.
Jahreszeit: Sommer / Herbst.
Duftharmonie: Sandelholz, Jasmin, Narzisse, Neroli, Tonka, Tolu, Davana, Cananga, Amyris, Orange, Vanille, Weihrauch, Zeder.
Bemerkung: Es gibt wahrnehmbar starke Unterschiede des Duftes bei den verschiedenen Qualitäten, von kratzig/scharf/süß (Klasse III) bis mild-süß (Klasse I, complet). Sollte entweder mit anderen Düften gestreckt oder gering dosiert werden. Sonst zu teuer, zu intensiv und möglicherweise nervenreizend oder desorientierend. Gut für weite, farbenfrohe Räume. Nichts für Kopfarbeiter. Eher für besinnlich-sinnliche Stunden.

Ysop

Ysop *(Hyssopus officinalis)*
Konsistenz/Farbe: Dünnflüssig, klar.
Duftcharakter: Krautig, scharf, kampfrig-süß.
Verflüchtigung/Evaporation: Mittel.
Duftintensität: Mittel.
Duftwirkung: Nervenstärkend, mental stimulierend, konzentrationsfördernd, kreativitätsfördernd, appetitanregend, bewußtseinserweiternd, stimmt meditativ, neutralisierend.
Assoziation: Weit, klar, gelassen, innere Ruhe, süße Frische, Kräutergarten, Sommerwiese.
Farbwirkung: Blau.

Jahreszeit: Frühling/Sommer/Herbst.
Duftharmonie: Koniferen, Lavendel, Eukalyptus, Ingwer, Lorbeer, Cajeput, Minze, Tea-Tree, Lemongras, Eisenkraut, Zitrone, Rosmarin, Salbei, Muskatellersalbei.
Bemerkung: Verbot bei Epilepsie. Konzentrationsduft, gut für funktionale Räume, Konferenzen, Seminare.

Zeder *(Cedrus atlantica, deodora, previfolia)*　　　　　**Zeder**
Konsistenz/Farbe: Dünnflüssig, gelblich.
Duftcharakter: Verschieden nach Herkunft – holzig, herb, leicht kampfrig.
Verflüchtigung/Evaporation: Langsam.
Duftintensität: Mittel.
Duftwirkung: Nervenberuhigend, streßreduzierend, antidepressiv, angstlösend, zentrierend, erdend, leicht aphrodisierend.
Assoziation: Solide, gemütlich, männlich, loslassen, Zigarrenkiste, Bleistift, Tabakladen, feine Hölzer, Herrenzimmer.
Farbwirkung: Braun.
Jahreszeit: Herbst.
Duftharmonie: Amyris, Cananga, Hyazinthe, Orange, Mandarine, Rose, Jasmin, Sandelholz, Tolu, Tonka, Vanille, Weihrauch.
Bemerkung: Verbot bei Epilepsie (nur bei Ursprungspflanze Juniperus virginiana, mexicana, deren Öl auch als «Zedernöl» verkauft wird). Typische Herren-Note.

Zimt *(Cinnamomum ceylanicum)*　　　　　**Zimt**
Konsistenz/Farbe: Dünnflüssig, gelblich.
Duftcharakter: Warm, würzig, süßlich bis herb.
Verflüchtigung/Evaporation: Langsam.
Duftintensität: Stark.
Duftwirkung: Stark antiseptisch, nervenstärkend, angstlösend, entspannend, aphrodisierend, wärmend, energetisierend.
Assoziation: Warm, behaglich, weihnachtlich, winterlich, Kaminzimmer, Glühwein.
Farbwirkung: Braunrot.

Jahreszeit: Herbst/Winter.
Duftharmonie: Amyris, Benzoe, Cassia, Cananga, Davana, Orange, Mandarine, Sandelholz, Tolu.
Bemerkung: Zimt findet sich in allen Wintermischungen wegen seiner wärmenden Wirkung. Die Zimtblüte (Cassia-Öl) duftet wesentlich süßlicher und fruchtiger als das Zimtrinden- oder Zimtblätteröl. Cassia wirkt zudem stärker aphrodisierend.

Zirbelkiefer

Zirbelkiefer *(Pinus cembra)* = Koniferen
Konsistenz/Farbe: Dünnflüssig, klar.
Duftcharakter: Herb, würzig, holzig, balsamisch.
Verflüchtigung/Evaporation: Schnell.
Duftintensität: Leicht.
Duftwirkung: Antiseptisch, mental stimulierend, konzentrationsfördernd, atmungsanregend, energetisierend, luftreinigend.
Assoziation: Weit, frisch, klar, Sauna, Fitneß, Wind, Berge.
Farbwirkung: Blaugrün.
Jahreszeit: Frühling/Winter.
Duftharmonie: Koniferen, Lavendel, Eukalyptus, Ingwer, Lorbeer, Cajeput, Minze, Tea-Tree.
Bemerkung: Zirbelkiefer reinigt die Raucherlunge und verrauchte Räume.

Zitrone

Zitrone *(Citrus limonum)*
Konsistenz/Farbe: Dünnflüssig, gelblich.
Duftcharakter: Spritzig, frisch, zitronig.
Verflüchtigung/Evaporation: Schnell.
Duftintensität: Schwach.
Duftwirkung: Stark antiseptisch, nervenstärkend, mental stimulierend, konzentrationsfördernd, energetisierend, luftreinigend.
Assoziation: Frisch, sauber, rein, hell, gesund, stark, pragmatisch, logisch, konsequent, Zitrusfrüchte, Sonne, Süden, Aktivität.
Farbwirkung: Helles Gelb.

Jahreszeit: Frühling/Sommer.
Duftharmonie: Koniferen, Lavendel, Limette, Eukalyptus, Ingwer, Lorbeer, Cajeput, Minze, Tea-Tree, Pampelmuse, Petitgrain, Lemongras, Eisenkraut.
Bemerkung: Sehr preiswertes Öl. Klarer Duft für funktionale Räume. Sehr gut für Kopfarbeiter.

Zypresse *(Cupressus sempervirens)*   **Zypresse**
Konsistenz/Farbe: Dünnflüssig, klar.
Duftcharakter: Frisch, würzig, harzig.
Verflüchtigung/Evaporation: Mittel.
Duftintensität: Schwach.
Duftwirkung: Nervenausgleichend, nervenberuhigend, streßreduzierend, zentrierend, psychisch stabilisierend.
Assoziation: Waldig, frisch, Stärke, Halt, Vertrauen, Trost.
Farbwirkung: Grün.
Jahreszeit: Frühling/Sommer/Herbst.
Duftharmonie: Koniferen, Lavendel, Eukalyptus, Ingwer, Lorbeer, Cajeput, Minze, Tea-Tree, Labdanum, Limette, Petitgrain, Narde, Rosmarin, Wacholder, Ysop.
Bemerkung: Der Duft führt zum Wesentlichen und ist bei tiefer Verwirrung eine große Hilfe. Auch wertvoll bei schwachem Selbstvertrauen und schmerzhafter Trauer. Verbot bei Epilepsie.

Ratgeber Anwendung

Keine Qual der Wahl: Diese Düfte brauchen Sie

Selbst die beste, treffendste Beschreibung eines Duftes kann das Riecherlebnis nicht ersetzen. Begriffe wie blumig, minzig, frisch, holzig bedeuten für jeden Menschen etwas anderes. Welches Holz ist gemeint? Eiche, Buche, Fichte, Zeder, frisches Holz, modriges Holz, Ikea-Möbel-«Holz»? Außerdem: Wir alle leben in einer individuellen Erlebniswelt. Also riecht, erlebt, beschreibt jeder einen Duft auf seine Weise. So ist es ja auch mit dem Parfüm: Dem einen gefällt es, beim nächsten stößt es auf Ablehnung. Wenn Sie natürlicher Düfte «entwöhnt» oder durch billige, synthetische Düfte «verdorben» wurden, werden Sie einige Überraschungen erleben, sobald Sie sich die natürliche Duftwelt erschließen.

Die beste Auswahl treffen Sie, indem Sie sich selbst «durchriechen» und sich dabei ganz auf Ihren Geschmack verlassen. Was gut duftet, tut Ihnen auch gut! Ihre Wahl wird im Laufe der Zeit immer wieder unterschiedlich ausfallen, weil sich auch Ihre Stimmungslage und Ihr Allgemeinbefinden ständig ändern.

Wann immer Sie in diesem Buch etwas über ein ätherisches Öl gelesen haben, haben Sie auch etwas über seine wichtigsten Eigenschaften und Wirkungen erfahren. Natürlich hat jedes dieser Öle weitere Wirkungen. Diese gehören aber zur Aromatherapie im engeren Sinn, zum therapeuti-

Die beste Beschreibung eines Duftes kann das Riecherlebnis nicht ersetzen

Was gut duftet, tut Ihnen auch gut!

schen, heilerischen Umgang mit Düften. Treffen Sie Ihre
Entscheidung danach, welche Düfte Ihnen zusagen und zugleich die erwünschten Wirkungen haben. Für dieses Buch
habe ich alle möglichen Wirkungen in vier Bereichen zu-
sammengefaßt und die entsprechenden Düfte zugeordnet.
Auf diese Weise können Sie problemlos Ihre eigenen Kompositionen für ihre individuellen Wünsche zusammenstel-
len:

● **Psychisch-energetische Wirkung:** Beruhigend, zentrierend, erdend, erheiternd, beschwingend, leicht, luftig,
erotisierend.
● **Mentale Wirkung:** Konzentrationsfördernd, mental anregend, mental ausgleichend, das Erinnerungsvermögen
stärkend, kreativitätsfördernd, inspirierend, die Intuition
anregend, meditativ.
● **Wirkung auf das Nervensystem:** Nervenberuhigend,
streßreduzierend, nervenausgleichend, nervenstärkend.
● **Wirkung auf Raumluft:** Reinigend, erfrischend, desinfizierend, insektenabweisend.

Außerdem:

Männlich/weibliche Düfte: Was Mann und Frau entspricht/
gefällt.
Assoziationen: Die Assoziationen bei jedem aufgeführten
Duft zeigen Ihnen, was Sie und andere Menschen sehr
wahrscheinlich damit assoziieren bzw. welche Stimmung
oder bildhafte Vorstellung ausgelöst wird. Selbstverständlich muß diese Assoziation einigermaßen im Einklang mit
dem Sinn und Zweck Ihrer Tätigkeit, Ihrem Befinden, der
Funktion des Raumes, seiner Größe und Einrichtung stehen.
Raumwirkungen: Hell/dunkel, Farben.
Temperaturempfinden: Warm/kalt.

Duftarten: Hilfreich zur Abstimmung von Düften in Mischungen.

Duftintensitäten: Hilfreich für Mengenbestimmung in Duftmischungen.

Schwingungsebene: Kopf-, Herz-, Fußnoten; auch wichtig zum Mischen.

Mischen: Harmonie oder Kontraste erzeugen

Sie können, wenn Sie wollen, nur ein einziges Öl benutzen. Orange, Lemongras oder Lavendel beispielsweise besitzen jedes für sich allein eine Vielfalt von Wirkungen. Jedoch finden Sie in der Natur selten eine Duft-Monokultur. Die Regel ist eine Fülle verschiedenster Düfte, aus der vielleicht eine Note hervortritt. Sie haben auch bestimmt noch kein Parfüm benutzt, das aus einem einzigen Duftstoff besteht. Also ist es für unsere Zwecke angebracht, Düfte zu mischen.

Mischungen ergeben sich ganz von allein, sobald Sie verschiedene Effekte erzielen wollen: Sie möchten sich beispielsweise entspannt, erotisiert und zentriert fühlen sowie Düfte aus dem Farbspektrum Honigfarben und Rosa benutzen, weil diese Farben Ihnen guttun oder Farbgebung und Mobilar Ihrer Wohnung entsprechen. Sehen Sie einfach in den Übersichten nach, welche Öle dafür in Frage kommen, und mischen Sie diese.

Sehen Sie einfach in den Übersichten nach, welche Öle in Frage kommen, und mischen Sie diese

Sicher werden Sie sich im Winter nicht mit kühlen, frischen Düften, sondern lieber mit warmen, fruchtigen Düften umgeben wollen. Auch und gerade bei der Herstellung großer Mengen Düfte für ein Heim, für Büro- oder Geschäftsräume, Werkhallen, Hotels ist es wichtig, die Auswahl den Jahreszeiten anzupassen. Aus zahlreichen Tests ist bekannt, daß Duftmischungen um so eher akzeptiert und als angenehm empfunden werden.

Möchten Sie reine nervenstärkende, antidepressive, erotisierende, enstpannende, kreativitätssteigernde oder meditative Mischungen herstellen? Oder möchten Sie viele Wirkungen kombinieren? Auch dann werden Sie mischen. Dabei gibt es kein Problem, denn für alle Kriterien stehen genügend Düfte zur Verfügung. Beim Mischen haben Sie fast unbegrenzte Möglichkeiten, neue Duftkompositionen zu kreieren. Natürlich sollten Sie auch beachten, daß diese Düfte Ihren Bedürfnissen entsprechen. Es ist wohl auch klar, daß Düfte mit konkurrierenden Wirkungen, Farben, Assoziationen usw. nicht gemischt werden sollten.

Wird eine Duftmischung für Büros, Verkehrsmittel oder Publikumsräume hergestellt, ist darauf zu achten, daß die Duftkomposition insgesamt so gestaltet ist, daß sie allen Geschlechtern, Altersstufen und Nationalitäten, die sich dort regelmäßig aufhalten, gefällt. Eine filigrane Arbeit, die von Duftspezialisten gemacht werden sollte, wenn es sich um Großprojekte handelt.

Synergie: Mehr als die Summe aller Teile

Als weiteres Argument für den kreativen Umgang mit Mischungen möchte ich die synergistische Wirkung anführen. Wirkungsvoller als ein einzelner Duft ist meist eine Mischung aus mehreren Ölen. Die richtigen Öle ergänzen sich durch ihre verschiedenen Inhaltsstoffe und erzielen damit eine stärkere, «punktgenauere» Wirkung. Synergie ist das Phänomen, daß der Effekt mehrerer Komponenten größer ist als die Addition der einzelnen Effekte. Auf gesundheitlicher Ebene – also etwa bei der Desinfektion der Raumluft – sind Synergien antiseptischer Öle immer wirksamer als das einzelne Öl, denn die miteinander gemischten Öle können ihre jeweiligen Wirkungen gegenseitig verstärken. Melisse und Tea-Tree etwa sind zusammen angewendet keimtötender, als wenn man jedes Öl einzeln anwenden würde.

Die miteinander gemischten Öle können ihre Wirkungen gegenseitig verstärken

So mischen Sie richtig

Das Komponieren von Duftmischungen ist eine kreative Tätigkeit. Bevor Sie mischen, sollten Sie sich deshalb bewußt darauf einstimmen. Klären Sie zunächst, welches Resultat Sie erzielen wollen, und stellen Sie eine angemessene Palette von Ölen bereit. Es sei denn, Sie wollen rein intuitiv eine schöne Duftmischung bereiten – dann sollten Sie sich in der möglichen Auswahl nicht von vornherein einschränken. Ein gut gelüfteter Raum ist unabdingbar, sonst werden Sie schon nach wenigen Tests «nichts» mehr riechen. Es versteht sich: Auch Ordnung und Reinlichkeit sind wichtig. Vor allem die Mischbehälter/-flaschen müssen absolut sauber und staubfrei sein. Haben Sie Schreibmaterial bereitgelegt? Sie sollten jeden Schritt vermerken, sonst wissen Sie nachher nicht, wie Ihre geniale Komposition entstand. Es wäre ein Jammer, wenn sie nicht wiederholt werden könnte.

Und, bitte: Verwechseln Sie nicht die Verschlüsse der Flaschen oder Behälter. Am besten ist es, auch die Verschlüsse mit einem Etikett zu kennzeichnen. Stellen Sie sich vor, was passiert, wenn der Deckel der Zitrone auf die Flasche der Veilchen kommt.

Die Übersicht der Duftnoten kann Ihnen helfen, unter ähnlich duftenden Ölen zu wählen. Das bedeutet jedoch nicht etwa, daß nicht auch völlig gegensätzliche Düfte miteinander gemischt werden könnten. Gegensätze können sehr wohl zu einer faszinierenden Spannung des Gesamtkomposition führen.

Das Komponieren von Duftmischungen ist eine kreative Tätigkeit

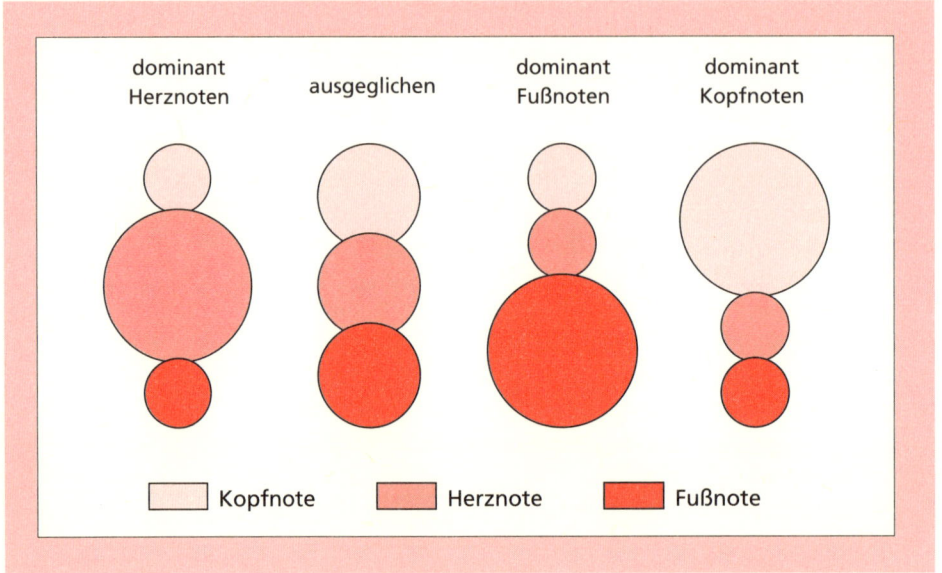

Mengenverhältnisse zwischen den verschiedenen Duftnoten

Mengenverhältnisse

Die nächste Abbildung zeigt Ihnen, wie die Mengenverhältnisse zwischen den verschiedenen Duftnoten beschaffen sein können:

Je intensiver ein Duft, desto weniger nehmen Sie davon

Beachten Sie die Duftintensität: Je intensiver ein Duft, desto weniger nehmen Sie davon. Die weniger intensiven Düfte sollten die größeren Mischungsanteile stellen (siehe Übersicht oben und S. 213 ff.). Von Kopfnoten und Fußnoten wird normalerweise wenig, von Herznoten viel Öl genommen.

Duftebenen

Zu jedem Öl gehört eine bestimmte Duftnote. Ihre Charakteristik entnehmen Sie der folgenden Aufstellung. Diese Einteilung hilft Ihnen, Wirkung und Lebensdauer eines Öls einzuschätzen:

Zu jedem Öl gehört eine bestimmte Duftnote

Kopfnoten
Schnellverflüchtigend
Meist frische, zitrusartige Düfte oder Koniferen-Düfte
Sehr hohe Schwingung
Hellgüne, -gelbe, -blaue Farben
Raumausdehnend
Dominant mental anregend, erfrischend, erhellend, konzentrationsfördernd, klärend
Für spritzige, klare Duftmischungen

Herznoten
Mittelschnell verflüchtigend
Meist blütige, balsamische und sanfte Düfte von Blumen, Gräsern, Blättern, Gewürzen, Früchten
Hohe Schwingung
Rote, rosa, orangerote oder blauviolette Farben
Dominant erweiternd, entspannend erleichternd, emotional harmonisierend,
Sensibilisierend, kreativitätsanregend, intuitionsfördernd

Fußnoten
Langsam verflüchtigend
Meist holzige, erdige, warme, schwüle Düfte von Absolues, Hölzern, Wurzeln, Moosen
Langsame Schwingung
Repräsentieren dunkles, sattes Braun, Grün, Rot oder Schwarz

Dominant erdend, zentrierend, beruhigend, lenken Ihre Energie in den Unterleib

Kopfnoten sind jene Düfte, die von der Nase als erste wahrgenommen werden (Anduft). Herznoten verflüchtigen sich langsamer und werden nach den Kopfnoten wahrgenommen. Sie verbinden Kopf- und Fußnote. Die Fußnote bildet das Fundament. Sie gibt der Duftmischung einen Körper und eine Basis.

Intensive Düfte wie Vetiver, Blaue Kamille, Melisse, Eisenkraut, Minze, Citronella, Lemongras und Eichenmoos müssen äußerst gering dosiert werden, da sie in einer Duftmischung sonst leicht dominieren. Die dann erforderliche Menge anderer Düfte, um auszugleichen, dürfte zu groß werden. Anpassungsfähige Düfte wie Lavendel, Bergamotte, Sandelholz und Zeder erlauben nicht nur anderen Düften sich zu entfalten, sondern unterstützen sie sogar.

Testen, Prüfen, Üben

Beschränken Sie sich anfänglich auf 3 – 5 Düfte. Sie geben 1 Teil (Tropfen, ml, gr, mg usw.) je ausgewähltem Öl in einen Mischbehälter mit Verschluß. Verschütteln Sie das Ganze gründlich. Prüfen Sie anschließend das Resultat: am besten auf einem duftfreien Papierstreifen, den Sie vor Ihrer Nase fächern. Dann fügen Sie Düfte hinzu, die Ihnen im Gesamtbild noch fehlen. Verschütteln, testen, zufügen, verschütteln, testen.

Machen Sie regelmäßige Duftpausen, damit sich der Riechsinn wieder erholt

Machen Sie regelmäßige Duftpausen, damit sich der Riechsinn wieder erholt. (Sie erinnern sich: Adaption!) Und so nähern Sie sich schrittweise (oder auf Anhieb) Ihrem Duftwunschtraum bzw. dem gestellten Arbeitsziel.

Ihre Duftmischung sollte möglichst einen Monat reifen. Der Duft wird sich garantiert verändern. Also erst einmal kleine Mengen herstellen, dann riechen und eventuell verbessern. Keine Angst vor dem Mischen. Es hilft nur eines: Üben, üben, üben – aber spielerisch bleiben!

Wenn Ihnen das Mischen zuviel Arbeit macht, müssen Sie Duftmischungen probieren, die im Handel erhältlich sind. Sollten Sie sehr viele Düfte brauchen, z. B. um Ihr Fußballstadion in einen Gebetstempel oder das Hallenbad in einen Orangenhain umzufunktionieren, dann wenden Sie sich an die Händler ätherischer Öle oder die Duftberater / Aromatologen, die maßgeschneiderte Mischungen in großen Mengen kreieren. Erprobte Rezepte finden Sie außerdem in den Übersichten im hinteren Teil dieses Buches.

Woher nehmen: Dort bekommen Sie Ihre Düfte

Nehmen wir an, Sie sind ein ganz unkundiger Mensch, der seine Wohnkultur von heute auf morgen mit einem neuen Duft bereichern möchte. Dann kommen Sie nicht umhin, sich in ein Fachgeschäft zu begeben und «sich durchzuriechen». Es gibt heute (mit Ausnahme von Frankreich, wo ätherische Öle bis jetzt nur in Apotheken angeboten werden – und das im Land der Duftstoffe!) überall in Westeuropa, auch in Deutschland, Schweiz und Österreich, immer mehr Duftläden, die verschiedene Handelsmarken führen und somit einen Vergleich mehrerer Qualitäten ermöglichen. Außerdem gibt es kombinierte Duft- und Naturkosmetikläden, Naturkostläden, Reformhäuser, Apotheken, Geschenkboutiquen und Buchhandlungen (meist solche mit «esoterischer» Literatur), wo Sie die gängigen großen Handelsmarken mit Qualitätsgarantie finden. Achten Sie auf Qualitätsgarantie, ausreichende Beschreibung, Verfalldatum – Billigangebote in Kaufhäusern und auf Wochenmärkten führen in der Regel (sie beinhaltet die berühmte Ausnahme) keine reinen, unverfälschten ätherischen Öle. Einige

Achten Sie auf Qualitätsgarantie, ausreichende Beschreibung, Verfalldatum

Fachhändler beliefern auch Endverbraucher. Wollen Sie dort bestellen, müssen Sie allerdings auf die Riechprobe verzichten und einfach vertrauen. Diese Händler können Ihnen auch das nächste Duftfachgeschäft in Ihrer Nähe nennen.

Kaufen Sie für ein Unternehmen ein, das seine Büro- oder Arbeitsräume, einen Laden oder Hotelzimmer beduften möchte, oder wollen Sie sich gar selbst auf dem Markt der Raumbeduftung etablieren, dann geht es Ihnen bestimmt um größere Mengen ätherischer Öle. In diesem Fall wenden Sie sich an den Fachhandel. Je größer Ihr Vorhaben, desto bessere Konditionen sind zu erwarten.

Wie der Duft in die Luft kommt

Wenn Sie die im folgenden beschriebenen und abgebildeten Duftobjekte oder -geräte benutzen wollen, müssen einige grundsätzliche Dinge vorab gesagt werden:

- Wenn Sie glauben, nichts (mehr) zu riechen, heißt das nicht, daß kein Duft in der Luft ist. Erinnern Sie sich an das Phänomen der Adaption: Sie gewöhnen sich an einen Duft und nehmen ihn deshalb nicht mehr bewußt wahr, aber er wirkt dennoch weiter. Ihr Bewußtsein beschäftigt sich einfach nicht mehr mit ihm – das ist alles. Machen Sie einen Test: Gehen Sie in einen anderen Raum oder ins Freie und dann wieder zurück. Danach können Sie feststellen, wie stark es wirklich duftet.

  Das Phänomen der Adaption

- Vermeiden Sie es, ständig hohe Dosierungen anzuwenden.
- Wechseln Sie nicht ununterbrochen die Duftmischungen während ein und desselben Tages.
- Gönnen Sie sich Duftpausen.
- Beduften Sie nicht jeden Raum Ihrer Wohnung, Ihres Geschäfts, Ihres Büros exzessiv mit einem anderen Duft.
- Beim Einsatz von ätherischen Ölen bleiben immer Rückstände, sei es in der Duftlampe oder in den Beduftungsgeräten. Diese sind also regelmäßig zu reinigen (Alkohol, Essig, Flüssigseife), um das gewünschte Duftergebnis zu erzielen. Das gilt insbesondere, wenn zwischen verschie-

denen Duftmischungen gewechselt wird. Beduftungsanlagen mit stark terpenhaltigen Ölen (Zitrusöle, Koniferenöle) und Resinoiden (aus Harzen) zu betreiben ist immer problematisch, da die Rückstände bis zu 30 % des Öls betragen können. Hier gibt es zwei Möglichkeiten: Entweder das Gerät arbeitet mit einem starken Luftstrom, oder Sie verwenden terpenarme (entterpenisierte) Öle, die aber teurer sind. Blüten-, Gewürz- und Blattöle sind relativ rückstandsfrei.

Einen Raum zu beduften ist eine sehr individuelle Angelegenheit

● Einen Raum zu beduften ist eine sehr individuelle Angelegenheit. Da spielen Ihre Empfindlichkeit, die konstanten Raumdüfte, die Lüftung und die Intensität der Düfte eine wichtige Rolle. Je intensiver ein Duft, desto weniger Öl brauchen Sie. Also gibt es keine Norm, und Sie müssen experimentieren.

● Wenn Sie Düfte dauernd benutzen, sollten sie so gering dosiert sein, daß sie unter dem «adaptierten Niveau» liegen. Dann werden sie zwar nicht erkannt, aber sehr wohl vom Riechsinn wahrgenommen.

● Die «Lebensdauer» von Düften ist immer länger, als Sie sie bewußt wahrnehmen, da sich Rückstände bilden, die «nachduften». Das ist besonders zu beachten, wenn Sie langlebige Düfte benutzen. Auch hierzu Informationen im hinteren Teil des Buches.

Der Duftstein

Ein Objekt aus Ton, meist rund, mit einer Vertiefung für die Aufnahme ätherischer Öle. Er bietet wohl die preiswerteste Methode, die Raumluft zu beduften. Gelegentlich wird er mit einem «Unterteller» angeboten, damit das ätherische Öl nicht auf den Untergrund wirken kann. Das ist sinnvoll, da ätherische Öle Kunststoffe, Lacke und Polituren angreifen und Textilien und Holz färben können. Duftsteine bietet

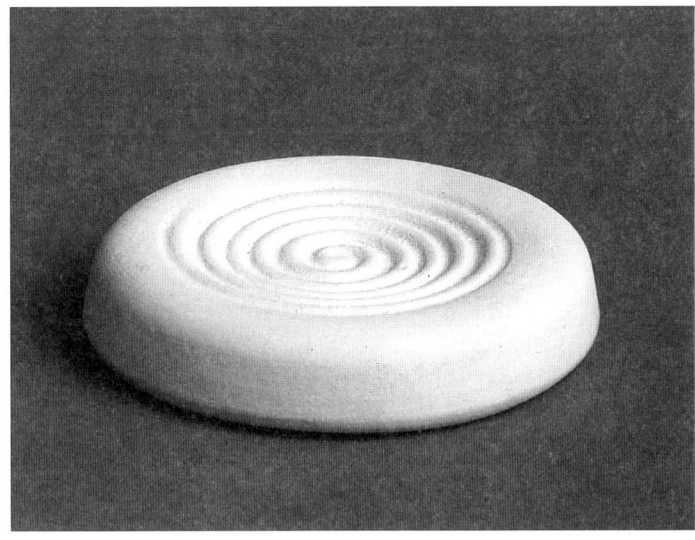

Duftstein

mittlerweile jedes renommierte Unternehmen der Duft-branche an. Der Duftstein sollte dort plaziert werden, wo die Luft stark zirkuliert. Im Winter also am besten auf den Heizungskörper.

Der Vorteil des Duftsteines ist, daß Sie ihn überall plazieren können: auf Ihrem Schreibtisch, neben dem Bett, im Klei-derschrank, neben der Toilette. Er ist sehr saugfähig und kann bis zu 2 ml ätherische Öle aufnehmen. Und so duftet er vor sich hin, bis die Öle sich aufgelöst haben. Wenn Sie lang-anhaltende Düfte nehmen, kann er tagelang sein stilles Werk verrichten. Sein Nachteil: Einmal mit einem Duft ver-sehen, behält er ihn auch, da sich die ätherischen Öle nicht vollständig auflösen. Entweder Sie betropfen den Duftstein immer mit derselben Mischung, oder Sie bleiben zumindest bei einer Duftart, z. B. Zitrusdüften, Holzdüften, Blumen-düften. Dosierungsvorschlag: maximal 10 Tropfen.

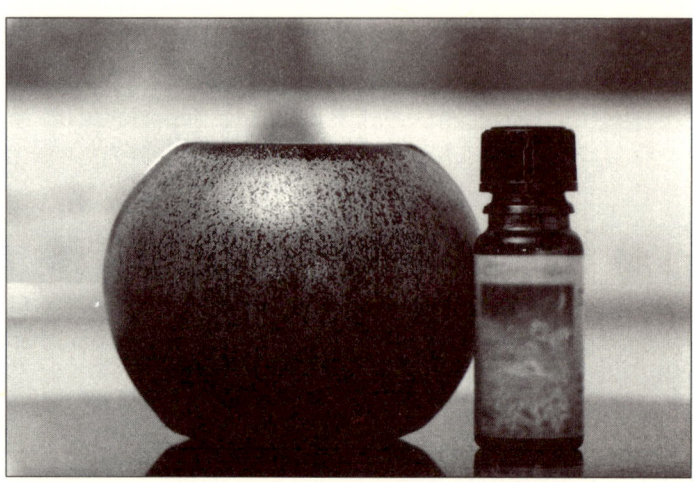

Duftstein
(elektrisch)

Elektrisch betriebene Duftsteine erhitzen sich bis etwa 40 °C. Es gibt sie in verschiedenen Formen, flach oder kugelförmig, wie hier abgebildet. Sie brauchen kein Wasser und können daher überall dort aufgestellt werden, wo Kerzen nicht erwünscht sind. Dosierungsempfehlung: maximal 10 Tropfen für einen normalen Wohnraum.

Duftlampen, Duft-Licht-Objekte

Die Duftlampe bereitete den ätherischen Ölen den Weg in ungezählte Haushalte. Sie ist das bekannteste Hilfsmittel, um Räume zu beduften. Duftlampen funktionieren nach dem Prinzip der Erhitzung des ätherischen Öls, das sich erwärmt schneller auflöst und in der Luft verbreitet. Entweder wird das Öl in eine Schale mit Wasser getropft (warmes Wasser startet die Verdunstung rascher), oder es verdunstet pur in einem speziellen Behälter, der weit genug von der Wärmequelle (Glühlampe oder Kerze) entfernt ist, damit sich das Öl nicht entflammen kann.

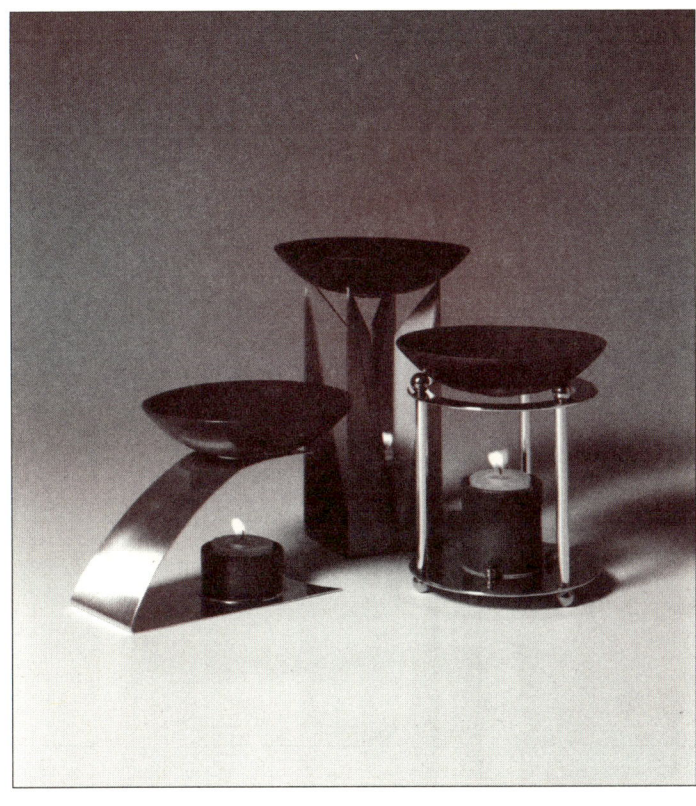

Duftlampen

Die Abbildung oben zeigt Duftlampen, die mit Kerzen betrieben werden, und ein Duft-Licht-Objekt. Bei diesem wird
das ätherische Öl in einen Behälter im Inneren des Objekts
gegeben, wo es durch die Wärme, die beim Verbrauch elektrischer Energie entsteht, erhitzt wird. Duftlampen und
Duft-Licht-Objekte gibt es in den verschiedensten Ausführungen und Preisen.

Funktionsgerechte Hilfsmittel dieser Art sind so konstru-
iert, daß die ätherischen Öle und das Wasser nicht kochen,

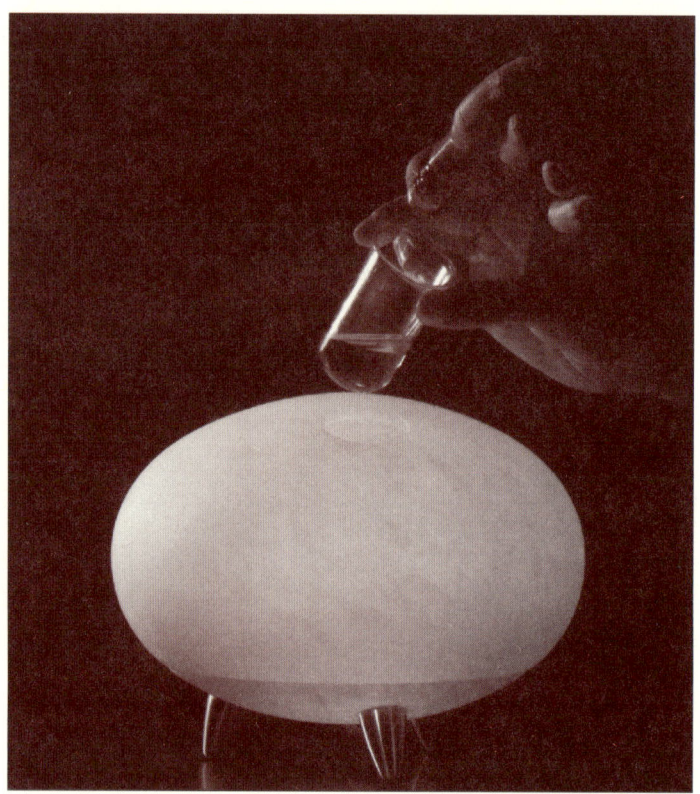

Duft-Licht-Objekt

sondern höchstens leicht köcheln. Ihre Glasur sollte unbedingt frei von Schwermetallen sein (z. B. Blei). Sie müssen
regelmäßig gereinigt werden, damit Sie sich eines frischen,
unverfälschten Duftes erfreuen können.

Die Dosierung ist stets von der Raumgröße abhängig.
Dosierungsempfehlung: Maximal 6 Tropfen für einen
nomalen Wohnraum (bis 30 qm). Wollen Sie Kochdünste,
Toilettendünste oder Rauch vertreiben, müssen Sie höher
dosieren.

Der Duftzerstäuber

Der Duftzerstäuber (ohne Abbildung) komprimiert Luft und bläst sie in einen Glasbehälter. Durch die Konstruktion des Glasbehälters werden die Öle in mikrofeine Tröpfchen zerstäubt. Dann gelangen sie durch eine Austrittsöffnung nach außen. Durch solche Zerstäuber wird der Duft, ohne durch Wärme beeinträchtigt zu werden, sehr schnell in die Raumluft gegeben. Der Vorteil ist die rasche Raumbeduftung, Nachteile sind das Betriebsgeräusch und die schlechten Reinigungsmöglichkeiten, da sich auch hier beträchtliche Rückstände im Glasbehälter bilden. Die äußere Gestaltung läßt noch zu wünschen übrig. Dosierungsempfehlung: Mengen wie angegeben. Ca. 5 Minuten laufen lassen.

Der Duftventilator

Der Duftventilator eignet sich überall dort, wo Kerzen nicht in Frage kommen und eine dauerhafte Beduftung der Räumlichkeiten erwünscht ist. Im Inneren befindet sich ein saugfähiger Filter, der ausgetauscht werden kann. Dieser besteht aus einem Kunststoffrahmen mit Filterpapier und Schaumstoff und wird mit den ätherischen Ölen betropft. Darüber befindet sich ein geräuscharmer Ventilator, der langsam oder schnell laufend eingestellt werden kann. Bitte beachten: Sie brauchen bei einem Wechsel der Düfte, z. B. von frischen, zitronigen Düften zu holzigen, warmen Düften einen frischen Filter, da sich die ätherischen Öle niemals ganz auflösen und «nachduften». Also gleich einige Filter zum Wechseln mitbestellen. Den gebrauchten Filter zu reinigen ist mir nie befriedigend gelungen. Dosierungsempfehlung: Ca. 20 Tropfen auf den Filter geben, nicht länger als 15 Minuten auf maximaler Stufe laufen lassen.

Eine Miniaturausführung des Duftventilators bietet ein

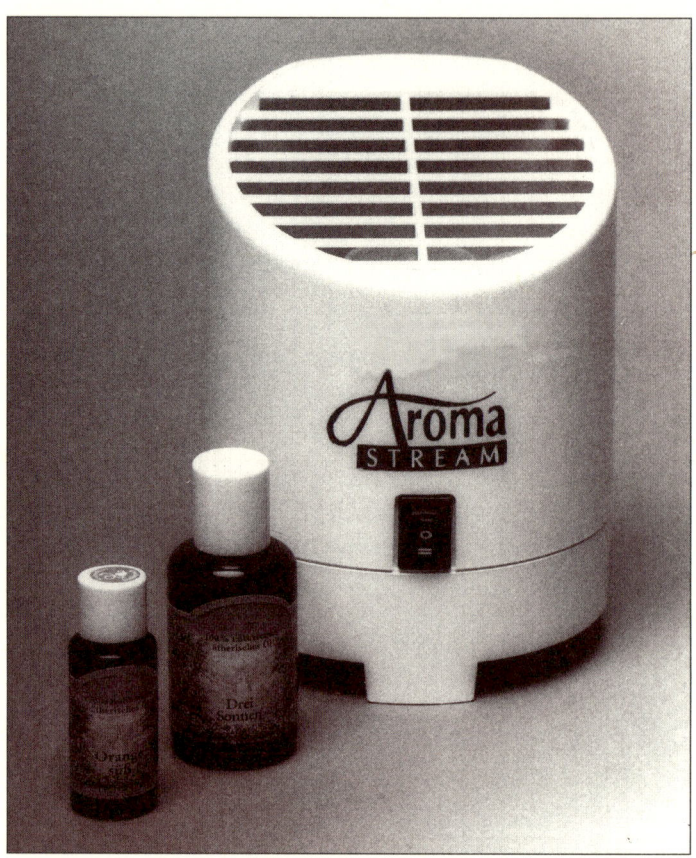

Duftventilator

anderes Unternehmen an. Er ist rechteckig (Grundfläche ca. 10 x 10 cm, Höhe ca. 3 cm) und wird wahlweise mit Batterien oder einem Konverter betrieben. Eignet sich für die Reise und hat ebenfalls eine Zwei-Stufen-Schaltung.

Der *Aromator 2000* ist ein Ventilator, der seine Düfte aus einem mit ätherischen Ölen getränkten Potpourri von Blüten, Fruchtschalen und Holzspänen bezieht. Das Gerät arbeitet

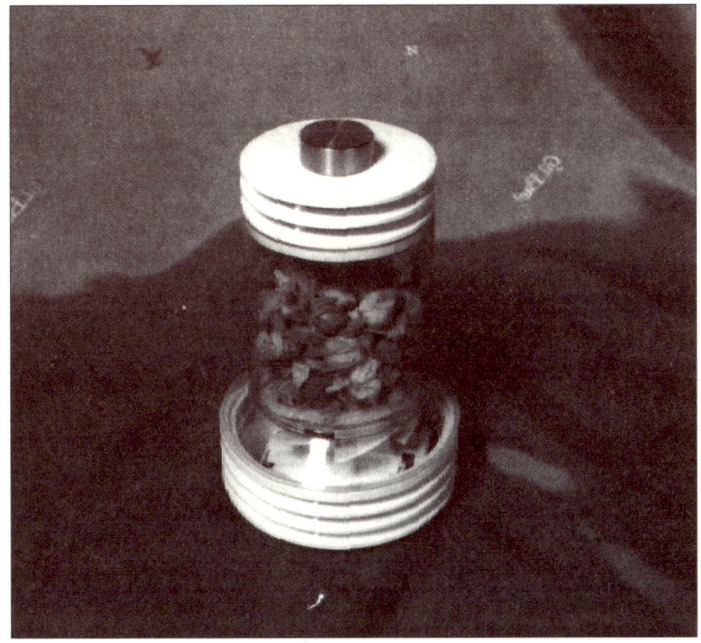

Duftventilator
Aromator 2000

entweder ständig oder durch leichten Handdruck für etwa
1,5 bis 2 Minuten. Ideal für Bad und Toilette als Raumluft-
erfrischer. Das Nachfüllen der Düfte ist problemlos.

Die professionelle *Aromeda-Duftorgel 2000* ist die bisher
einzige Lösung eines reinen Beduftungsgerätes, das der Adaption entgegenwirkt und in Intervallen arbeitet. Ein war-
tungsfreundliches, feindosierbares Beduftungsgerät für
höhere Ansprüche. Diese Qualitäten spiegeln sich natürlich
auch in seinem Preis wider. Es arbeitet wahlweise in Inter-
vall-, Dauer- und Stoßbeduftung (z. B. um starke Raumdüfte schnell zu eliminieren). Es wird automatisch gesteuert
und kann mit drei Düften ausgestattet werden, die bequem
per Knopfdruck angewählt und durch Austausch des Behäl-

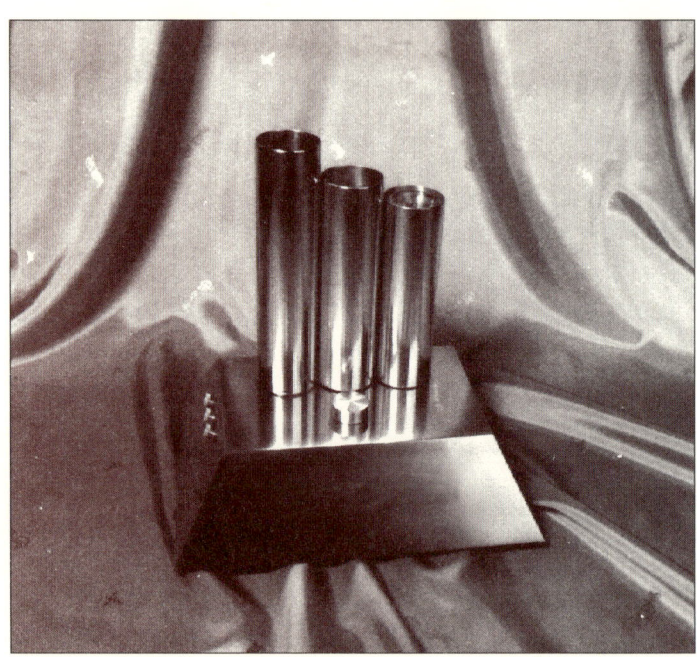

Duftventilator
Aromeda-Duftorgel
2000

ters gewechselt werden können. Die Materialien sind Edelstahl/Messing oder Buchenholz/Kupfer.

Kombinationsgeräte

Der *Air-Comfort* ist eine Kombination aus Luftbefeuchter, Inhalationsgerät und Raumbefeuchter. Das Gerät verdampft Wasser kontinuierlich durch Erhitzung und hat an der Austrittsöffnung des Dampfes eine kleine Schale, in die Duftstoffe gegeben werden. Es faßt ca. 4 Liter Wasser und kann den Raum einen ganzen Tag lang beduften bzw. befeuchten. Seine Leistung ist für Räume bis 100 qm ausgelegt.

Das Kombinationsgerät *AC6* reinigt die Luft von Staub,

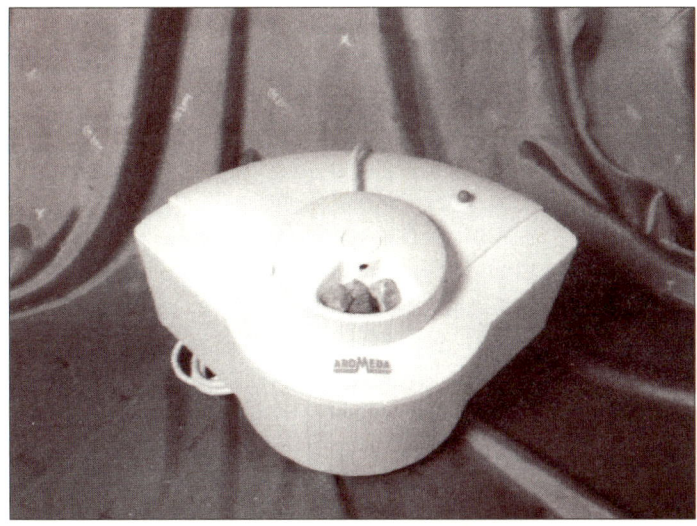

Kombinationsgerät
Air Comfort

Schadstoffen und Gerüchen durch einen Filter; es befeuchtet, ionisiert und beduftet die Luft. Mitgeliefert werden fünf Duftmischungen und zwar in einem kindersicheren Behälter. Der Behälter ist leicht austauschbar. Die Duftmenge wird je nach Duftmischung automatisch dosiert, die erzielte Wirkung liegt unterhalb der Wahrnehmungsgrenze (in der jetzigen Ausführung). Das Gerät arbeitet in Intervallen und wird mit synthetischen Düften und ätherischen Ölen angeboten – daher nachfragen, welche Düfte geliefert werden!

Luftreinigungs-/Klimaanlagen

Mittels einfacher Mechanik und Steuerung lassen sich ätherische Öle in Luftreinigungs- und Klimaanlagen geben. Auf diesem Wege können ganze Gebäude beduftet und die Anlage selbst keimfrei gehalten werden. Zahlreiche Hallenbäder und Saunen verfügen bereits über derartige Anlagen,

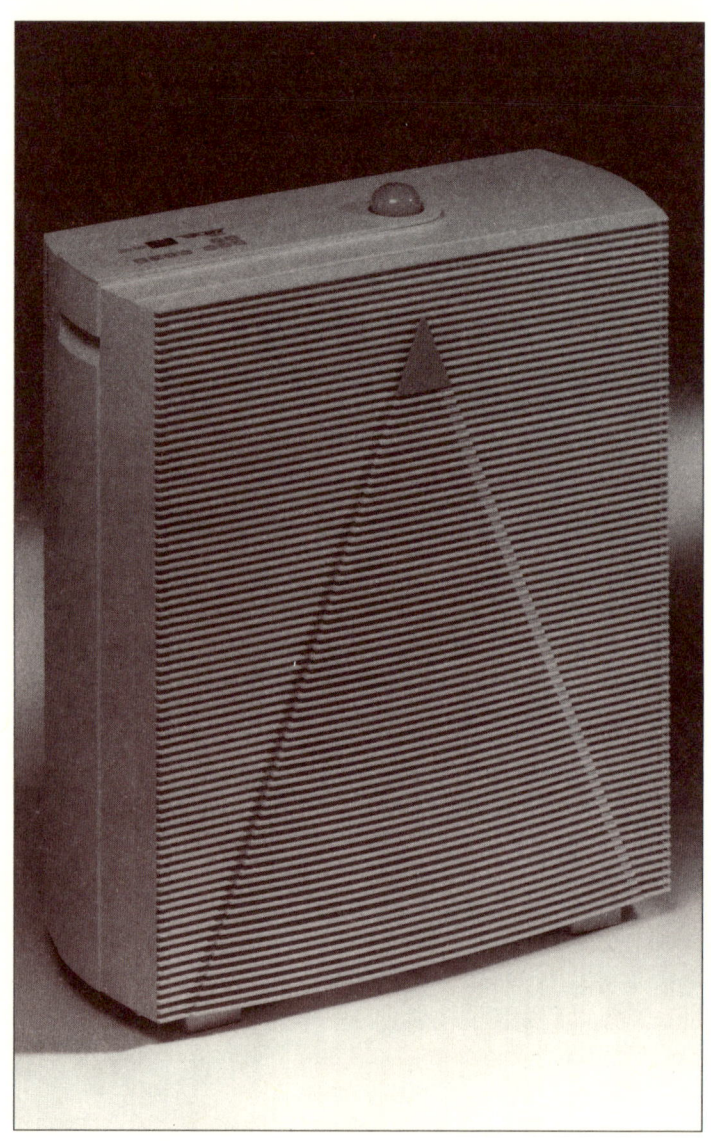

Kombinationsgerät
AC6

die technischen Voraussetzungen können auch nachträglich noch geschaffen werden. Durch Zeitschalter wird gewährleistet, daß regelmäßig Duftpausen entstehen. Eine Dauerbeduftung mit hohen Dosierungen ist, wie bereits mehrfach betont, nicht empfehlenswert; vielmehr sollte das adaptierte Niveau nicht überschritten werden. Zu beachten ist, daß sich vor allem harzige, ätherische Öle nicht vollständig auflösen und die Anlagen durch Rückstände belastet werden können. Wird eine Duftmischung mehrere Monate lang ununterbrochen angewendet, dürfte sich ihre Note auch bei einem Wechsel der Mischung weiterhin bemerkbar machen.

Eine Dauerbeduftung mit hohen Dosierungen ist nicht empfehlenswert

Diese Übersicht repräsentiert den Stand vom April 1995. Es ist abzusehen, daß sich bereits beim Druck des Buches neue Geräte auf dem Markt befinden. Auf Wunsch erhalten Sie als Leserservice eine Übersicht der aktuellen Möglichkeiten und Lieferantenadressen. Die Adresse finden Sie auf der letzten bedruckten Seite dieses Buches.

An dieser Stelle nochmals der Hinweis auf die besonderen gesetzlichen Bestimmungen in Deutschland: Inwieweit eine Beduftung von Arbeits- und Publikumsräumen durch Lüftungsanlagen möglich ist, wird durch die bauordnungsrechtlichen Bestimmungen der einzelnen Staaten geregelt. In Deutschland beispielsweise dürfen Klima- und Frischluftanlagen den Räumen nichts anderes als Frischluft zuführen. Ein Einbau von Beduftungsgeräten wird in bestimmten Fällen erst möglich sein, wenn diese Bestimmungen gelockert werden. Oder Sie finden Konsens, so daß alle Betroffenen einer Beduftung zustimmen.

Kreativität hat keine Grenzen

Die Beduftungstechnik entwickelt sich schnell. Immer mehr Gerätetypen kommen auf den Markt, ausgereiftere Ausführungen werden entwickelt. Aber: Ohne Geräte geht es auch! Geben Sie ätherische Öle in Luftbefeuchter, die am Heizkörper hängen, in Wasserschalen auf dem Heizkörper oder auf Duftkissen, die Sie in Ihren Kleiderschrank legen. Verschütteln Sie beispielsweise 10 Tropfen ätherische Öle und 1 Liter Wasser gründlich, und Sie können sie in die Luft oder auf Gegenstände, Möbel und Kleider sprühen.

Auf Reisen und außer Haus können Sie sich vorbeduftete Tücher (am besten in einem luftdichten Täschchen) als Erfrischungstücher mitnehmen. Oder Sie führen eine Duftmischung in einer Flasche mit sich. Ihr Duft könnte Ihnen bei einer wichtigen Prüfung helfen, klar und unbeschwert zu bleiben. In öffentlichen Verkehrsmitteln können Sie daran riechen (wie dazumal das Riechfläschchen verwendet wurde), um sich zu entspannen. Bei einer anstrengenden Konferenz oder Besprechung muß nicht gleich der ganze Raum beduftet werden, damit Sie sich wohl fühlen – machen Sie doch einmal eine Pause, und gehen Sie nach draußen, um Ihren belebenden Duft zu inhalieren. Sollten Sie in Gegenwart anderer darauf zurückgreifen, werden Sie erleben, daß man Ihnen interessiert zuschaut – und auch einmal riechen will. Einige Düfte gelten als Schutzöle, die bei emotionalen Krisen vor allzuviel Einflüssen der Umwelt schützen (Neroli, Myrte, Sandelholz). Schaffen Sie sich ein Schwingungsfeld um sich herum, das wie eine Schutzwand wirkt, wenn Sie sich verletzlich fühlen. Es hilft manchmal bereits, die Duftflasche dabei zu haben.

Alles auf einen Blick: Übersichten

Rezepturen

Angaben pro Zeile = 1 ganzes Rezept. Mengen bedeuten stets Anteile – Sie selbst bestimmen, ob es sich um Tropfen, ml oder noch größere Einheiten handelt. Immer sollten Sie bei der Dosierung den tatsächlichen Bedarf im Auge haben (kleiner/großer Raum, zum Einschlafen, zeitgesteuerte bzw. regelmäßige Raumbeduftung). Entsprechend sollten mehr/weniger Teile/Tropfen genommen werden. Ich habe bewußt keine Duftmischungen mit hohen Anteilen sehr teurer Absolues oder seltener Öle gewählt. Ihrer Kreativität sind keine Grenzen gesetzt, die Beispiele zu verändern. Wer kocht schon immer streng nach Rezeptbuch?

Für Konzentration und Kopfarbeit
5 Rosmarin, 5 Lavendel, 5 Zitrone, 1 Minze
3 Weihrauch, 5 Lavendel, 5 Zitrone
6 Melisse, 4 Bergamotte
6 Zitrone, 2 Lemongras, 2 Lavendel
5 Zirbelkiefer, 5 Lavendel, 5 Zitrone

Für mehr Bewußtheit und Klarheit
5 Weihrauch, 2 Sandelholz, 2 Ysop
3 Styrax, 4 Narde, 3 Sandelholz
6 Lavendel, 4 Weihrauch, 2 Sandelholz

Macht wach, frisch und klar
10 Bergamotte, 5 Melisse, 3 Zeder, 3 Muskatellersalbei
6 Bergamotte, 2 Neroli, 2 Geranie, 1 Eisenkraut
5 Douglasie, 5 Tanne, 5 Wacholder, 1 Rosmarin, 1 Lemongras
5 Zirbelkiefer, 5 Lavendel, 5 Zitrone

Macht klar, frisch und zentriert
3 Weihrauch, 5 Lavendel, 5 Zitrone
4 Zeder, 2 Ysop, 2 Wacholder

Gegen Reisekrankheit
2 Bergamotte, 4 Lavendel, 1 Minze

Balsam für die Nerven
4 Lavendel, 2 Muskatellersalbei, 1 Vetiver
4 Zeder, 2 Vetiver, 4 Muskatellersalbei
6 Lavendel, 2 Muskatellersalbei, 2 Myrte
3 Rose, 3 Orange, 1 Jasmin
4 Lavendel, 4 Muskatellersalbei
6 Geranie, 4 Basilikum

Bei Ängsten und Unsicherheit
4 Muskatellersalbei, 2 Bergamotte, 2 Pampelmuse
4 Melisse, 4 Basilikum
4 Muskatellersalbei, 2 Bergamotte
6 Orange, 4 Muskatellersalbei, 2 Pampelmuse
2 Rose, 7 Lavendel, 2 Neroli
4 Zeder, 4 Lavendel, 2 Pampelmuse, 1 Benzoe

Bei Depressionen
4 Melisse, 4 Basilikum
4 Muskatellersalbei, 2 Bergamotte
4 Melisse, 4 Basilikum
6 Orange, 4 Muskatellersalbei, 2 Pampelmuse
4 Ylang-Ylang, 2 Hyazinthe, 1 Neroli
2 Jasmin, 2 Rose, 1 Bergamotte
6 Bergamotte, 4 Pampelmuse, 2 Petitgrain
4 Bergamotte, 2 Zeder, 1 Jasmin

Bei Aufregung und Nervosität

4 Ylang-Ylang, 2 Geranie, 3 Sandelholz, 3 Honig
2 Rose, 7 Lavendel, 2 Neroli
4 Lavendel, 2 Bergamotte, 3 Neroli, 1 Basilikum, 1 Ylang-Ylang
4 Lavendel, 2 Neroli
4 Muskatellersalbei, 2 Majoran, 2 Rose, 2 Ylang-Ylang
4 Zypresse, 2 Zeder, 2 Sandelholz, 5 Zeder, 1 Lavendel
5 Zeder, 1 Lavendel
6 Benzoe, 2 Neroli

Bei Pessimismus, Lethargie, Niedergeschlagenheit

3 Rose, 6 Pampelmuse
3 Rose, 6 Lavendel
8 Pampelmuse, 2 Neroli

Bei emotionaler Instabilität

5 Zirbelkiefer, 3 Zitrone, 1 Vetiver
6 Zypresse, 2 Zirbelkiefer, 1 Zeder, 1 Zitrone

Bei Streß

1 Jasmin, 3 Orange, 3 Zitrone
2 Rose, 7 Lavendel, 2 Neroli
4 Geranie, 3 Basilikum, 1 Neroli
4 Lavendel, 2 Bergamotte, 3 Neroli, 1 Basilikum, 1 Ylang-Ylang
4 Muskatellersalbei, 2 Majoran, 2 Rose, 2 Ylang-Ylang
4 Zypresse, 2 Zeder, 2 Sandelholz, 1 Lavendel
6 Lavendel, 2 Rose

Für die Libido

2 Moschuskörner, 4 Sandelholz, 2 Ylang-Ylang
2 Ylang-Ylang, 2 Muskat, 3 Vetiver, 5 Labdanum
3 Jasmin, 1 Rose, 1 Ylang-Ylang (+ 1 Pfeffer, falls gerade im Haus)
3 Jasmin, 3 Muskatellersalbei, 1 Moschuskörner

Bei starker Aufregung und Verwirrung
6 Weihrauch, 4 Patchouli, 2 Bergamotte
4 Vetiver, 2 Sandelholz, 2 Benzoe

Stärkung für einen schweren Tag
1 Weihrauch, 1 Sandelholz, 1 Zypresse
1 Rosmarin, 1 Eisenkraut, 1 Orange

Für eine gelöste Atmosphäre
5 Litsea, 5 Petitgrain, 1 Jasmin
5 Myrte, 2 Geranie, 1 Litsea
1 Zeder, 1 Orange, 5 Petitgrain

Auftrieb für den Tag (oder eine lange Nacht)
5 Wacholder, 2 Rosmarin, 2 Eisenkraut
5 Eisenkraut, 2 Minze, 2 Litsea
2 Rosmarin, 2 Lorbeer, 2 Wacholder, 1 Zitrone
4 Zitrone, 4 Rosmarin, 2 Bergamotte

Zum Einschlafen
1 Lavendel, 1 Melisse
2 Orange, 1 Honig
2 Lavendel, 1 Jasmin
1 Rose reicht auch

Für Kinder
4 Mandarine, 1 Bergamotte, 1 Lavendel
3 Orange, 1 Zimt, 1 Vanille
4 Mandarine, 2 Petitgrain, 1 Lavendel
6 Mandarine, 1 Honig

Für mehr Appetit
4 Bergamotte, 1 Salbei, 2 Pampelmuse
3 Myrte, 3 Bergamotte, 1 Zitrone

Zum Träumen
7 Orange, 2 Honig, 4 Zeder, 1 Muskat – von dieser Mischung
2 Tropfen

Die Jahreszeitendüfte
Frühling: 5 Tannenzapfen, 2 Lavendel, 1 Litsea
Sommer: 3 Latschenkiefer, 3 Lavandin, 1 Zeder, 2 Geranie
(graveolens), 2 Zypresse
Herbst: 5 Orange, 5 Zeder, 1 Ylang-Ylang
Winter: 2 Orange, 2 Zeder, 1 Zimt

Frische Luft
luftreinigend, minzig, würzig: 7 Wacholder, 2 Muskatellersalbei, 2 Minze
luftreinigend, würzig, harzig, frisch: 5 Zirbelkiefer, 5 Muskatellersalbei, 3 Pampelmuse, 6 Lemongras

Für Fitneß und Sport
3 Eukalyptus, 3 Zirbelkiefer, 2 Zitrone, 1 Litsea
6 Zitrone, 4 Minze, 2 Lemongras, 1 Cajeput

Neutralisiert die Schwingungen des Raumes
4 Narde, 2 Ysop, 2 Wacholder
7 Wacholder, 2 Salbei, 1 Weihrauch

Duftkompositionen, nur wegen des schönen Duftes
frische Feigen: 1 Myrrhe, 1 Eisenkraut/Litsea (10 %/90 %),
1 Lavendel, 1 Muskatellersalbei
holzig, blütig: 5 Zeder, 5 Bergamotte, 2 Geranie
rosig, blütig, kräftig: 1 Muskat, 3 Rose, 3 Lavendel
warm, blumig: 5 Rosenholz, 5 Geranie, 4 Bergamotte
frisch, fruchtig, waldig: 3 Zeder, 2 Myrte, 5 Bergamotte
frisch, fruchtig, würzig: 2 Vanille, 10 Orange, 2 Pampelmuse,
2 Limette
frisch, holzig, warm: 2 Douglasie, 3 Myrte, 4 Lemongras
frisch, kräftig, stärkend: 3 Zirbelkiefer, 2 Neroli, 5 Pampelmuse
frisch, kräftig, waldig: 4 Fichtennadel, 5 Wacholder, 2 Myrte,
1 Minze
harmonisch, warm, spritzig: 4 Linaloeholz, 1 Zimt, 1 Iris,
3 Pampelmuse, 2 Limette

herzlich, erfrischend: 1 Benzoe, 1 Geranie, 10 Eisenkraut
süß, dunkel, verführerisch: 1 Eichenmoos, 1 Moschuskörner,
2 Zypresse, 1 Douglasie, 5 Ylang-Ylang, 2 Bergamotte

Kostbar und sinnlich
10 Elemi, 10 Labdanum, 5 Davana, 3 Weihrauch, 5 Myrte,
2 Vanille, 2 Bergamotte, 2 Ylang-Ylang complet, 2 Sandelholz,
1 Zimtblatt

Ätherische Öle und botanische Bezeichnung

Amyris	*Amyris balsamifera*	Jasmin	*Jasminum officinalis,*
Basilikum	*Ocimum basilicum*		*grandiflorum, Sambac*
Bay	*Pimenta racemosa,*		*sol.*
	acris	Kamille, Blaue	*Matricaria chamomilla*
Benzoe	*Styrax benzoin,*	Kamille, Röm.	*Anthemis nobilis*
	tonkinensis	Kamille, Wilde	*Anthemis multicoulis*
Bergamotte	*Citrus bergamia, Risso*	Kiefer/-nnadel	*Pinus sylvestris*
Cajeput	*Melaleuca leucadendron*	Labdanum	*Cistus labdaniferus*
Cananga	*Cananga odorata*	Latschenkiefer	*Pinus mugo Turra,*
Cassia	*Cinnamomum cassia*		*montana, pumilionis*
Cistrose	*Cistus labdaniferus*	Lavendel	*Lavendula officinalis,*
Citronella	*Cymbopogon*		*vera, angustifolia*
	winterianus, nardus	Lemongras	*Cymbopogam citratus,*
Davana	*Artemisia pallens*		*flexuosus*
Douglasie	*Pseudotsuga douglasii*	Limette	*Citrus aurantiifolia*
Eichenmoos	*Evernia prunastri,*		*swingle*
	furfuracea	Linaloeholz	*Bursera delpechiana*
Eisenkraut	*Verbena officinalis,*	Litsea	*Litsea cubeba*
	Alosia tryphilla	Lorbeer	*Laurus nobilis*
Elemi	*Canarium luzonicum*	Majoran	*Origanum majorana,*
Eukalyptus	*Eukalyptus globulus,*		*Thymus masticina*
	rabiata, citriodora	Mandarine	*Citrus madurensis*
Fichte/-nnadel	*Picea abies, excelsa,*	Melisse	*Melissa officinalis*
	sibirica	Mimose	*Acacia decurrens*
Galbanum	*Ferula galbanifera*	Minze	*Mentha piperita,*
Geranie	*Pelargonium*		*vulgaris, arvensis*
	graveolens,	Moschuskörner	*Abelmoschus moschatus,*
	odorantissimum		*Hibiscus abelmoschus*
Grapefruit	Siehe Pampelmuse	Muskat	*Myristica fragrans*
Honig	(Bienenwachs)	Muskatellersalbei	*Salvia sclarea*
Hyazinthe	*Hyacinthus orientalis*	Myrrhe	*Commiphora myrrha,*
Immortelle	*Helichrysum augustifo-*		*abyssinica*
	lium, stocheas	Myrte	*Myrtus communis*
Ingwer	*Zingiber officinale*	Narde	*Nardostachys Jatamansi*

Narzisse	*Narcissus poeticus, tazetta, jonquilla*	Tanne, Weiß-, Riesen-, Edel- tanne	*Abies alba, grandis, balsamea*
Neroli	*Citrus auranthium, bigaradia*	Tea-Tree	*Melaleuca alternifolia*
Orange	*Citrus vulgaris aurantium*	Tolu	*Myroxylon balsamum*
Palmarosa	*Cymbopogon martinii*	Tonka	*Dipertyx odorata, oppositifolia*
Pampelmuse	*Citrus paradisi, maxima, deucumana*	Vanille	*Vanilla planifolia*
Patchouli	*Patchouli pogomeston, cablin*	Verbena	Siehe Eisenkraut
Petitgrain	*Citrus auranthium amara, bigaradia, mandarensis, limon*	Vetiver	*Vetiveria zizanoides*
		Wacholder	*Juniperus communis*
		Weihrauch	*Boswellia carterii, thurifera*
Pinie	*Pinus sylvestris*	Ylang-Ylang	*Cananga odorata*
Rose	*Rosa damascena, centifolia, gallica*	Ysop	*Hyssopus officinalis*
		Zeder	*Cedrus atlantica, deodora, previfolia*
Rosmarin	*Rosmarinus officinalis*	Zimt	*Cinnamomum ceylanicum*
Salbei	*Salvia officinalis*		
Sandelholz	*Santalum album*	Zirbelkiefer	*Pinus cembra*
Styrax	*Liquidambar orientalis*	Zitrone	*Citrus limonum*
		Zypresse	*Cupressus sempervirens*

Zuordnung der Düfte zu den Gehirnregionen

Linke Gehirnhälfte	Mittelhirn	Rechte Gehirnhälfte
Angelikawurzel	Basilikum	Benzoe
Bergamotte	Eichenmoos	Hyazinthe
Bohnenkraut	Elemi	Jasmin
Cistrose	Galbanum	Kamille
Citronella	Honig	Lavendel
Eisenkraut	Immortelle	Orange
Eukalyptus	Labdanum	Palmarosa
Fichte, -nnadel	Mandarine	Pampelmuse
Ingwer	Muskatellersalbei	Patchouli
Kiefer, -nadel	Muskatnuß	Rose
Lemongras	Myrrhe	Rosenholz
Linaloeholz	Narde	Salbei
Lorbeer	Neroli	Tonka
Minze	Perubalsam	Vetiver
Rosmarin	Sandelholz	Ylang-Ylang
Tanne	Salbei	Zeder
Tea-Tree	Styrax	Zimt
Wacholder	Vanille	
Zypresse	Weihrauch	
Zitrone		

Farbzuordnung ätherischer Öle
(Öle mit breitem Spektrum erscheinen bei mehreren Farben)

Blau
Kiefer
Latschenkiefer
Meerkiefer
Zirbelkiefer
Kamille,
Blaue Tanne
Ysop

Blaugrün
Fichte
Fichtennadel
Muskateller-
salbei
Myrte

Blauviolett
Lavendel

Grün
Basilikum
Bay
Cajeput
Douglasie
Eukalyptus
Galbanum
Kamille, Wilde
Majoran
Minze
Rosmarin
Tea-Tree
Wacholder
Zypresse

Grünbraun
Elemi
Galbanum
Weihrauch
Narde

Grünrot
Eisenkraut
Citronella
Muskat
Neroli

Gelb
Zitrone
Pampelmuse
Limette
Mimose
Vanille

Gelbgrün
Bergamotte
Hyazinthe
Immortelle
Jasmin
Kamille,
Römische
Limette
Litsea
Melisse
Pampelmuse
Lemongras
Petitgrain
Salbei

Orange
Orange
Mandarine
Bergamotte

Orangerot
Blutorange
Cistrose
Davana
Tagetes

Rot
Blutorange
Geranie odo-
rantissimum
Ingwer
Rose
Ylang-Ylang

Rosa
Geranie (gra-
veolens)
Linaloeholz
Palmarosa
Rose
Rosenholz

Rotbraun
Benzoe
Cananga
Myrrhe
Sandelholz

Braun
Labdanum
Vetiver
Zeder
Patchouli
Sandelholz

Braunrot
Amyris
Cassia
Moschuskörner
Sandelholz
Styrax
Tolu
Tonka
Zimt

Schwarz
Patchouli
Eichenmoos
Vetiver

Männliche/weibliche Düfte

Die Düfte repräsentieren das Prinzip Yin und Yang: Yin entspricht den Merkmalen weiblich, introvertiert, sensibel, passiv, gelassen, rezeptiv – Sein. Yang entspricht den Merkmalen männlich, extrovertiert, rational, aktiv, energetisch – Tun.

Männlich	Weihrauch	**Ausgeglichen**	**Weiblich**
Amyris	Zeder	Bergamotte	Cananga
Basilikum	Zimt	Melisse	Cistrose gestreckt
Benzoe	Zitrone	Neroli	Lavendel
Cistrose pur	Zypresse	Narde gestreckt	Davana
Cajeput		Petitgrain	Douglasie
Eukalyptus			Elemi
Eichenmoos			Fenchel
Eisenkraut			Geranie
Galbanum			Hyazinthe gestreckt
Hyazinthe pur			Jasmin gestreckt
Ingwer			Kamille
Jasmin pur			Kiefer
Koniferen			Limette
Lemongras			Linaloeholz
Lorbeer			Mandarine
Mandarine			Muskatellersalbei
Mimose			Myrte
Minze			Narzisse
Muskat			Orange
Myrrhe			Palmarosa
Narde pur			Rose
Pampelmuse			Hyazinthe
Rosmarin			Vanille
Sandelholz			Ylang-Ylang
Styrax			Ysop
Tea-Tree			
Tolu			
Tonka			
Vetiver			
Wacholder			

Duftarten

Die folgende Klassifizierung gebräuchlicher Öle hilft bei der Auswahl unter einer großen Palette von Düften, die einen Effekt oder eine Duftkomponente gemeinsam haben und daher gut gemischt werden können.

Blumig
Bergamotte
Citronella
Geranie
Hyazinthe
Jasmin
Lavendel
Linaloeholz
Narzisse
Neroli
Palmarosa
Petitgrain
Rose
Ylang-Ylang

Heuartig
Muskatellersalbei
Tonka

Honigartig
Honig
Immortelle
Jasmin

Hyazinthenartig
Hyazinthe
Narzisse
Styrax
Tolu

Jasminartig
Jasmin
Ylang-Ylang

Kräuterartig
Hyazinthe
Kamille
Majoran
Salbei
Wacholder

Moosartig
Muskat
Patchouli
Sandelholz
Vetiver
Ysop
Zeder

Moos-/erd-/laubartig
Eichenmoos
Labdanum
Patchouli
Muskatellersalbei
Myrrhe
Vetiver

Moschusartig
Moschuskörner
Styrax

Orangenartig
Blutorange
Mandarine
Neroli
Orange

Rauchig
Eichenmoos
Patchouli
Weihrauch

Rosenartig
Citronella
Eukal. citriodora
Geranie
Linaloeholz
Palmarosa
Rose
Rosenholz

Süß
Basilikum
Benzoe
Bergamotte
Blutorange
Cassia
Citronella
Davana
Eisenkraut
Honig
Immortelle
Jasmin
Kamille, Blaue
Lavendel
Linaloeholz
Mandarine
Neroli
Orange
Palmarosa

Sandelholz
Vanille
Ylang-Ylang
Ysop
Zimtrinde

Süß und schwer
Benzoe
Davana
Jasmin
Neroli
Rose
Styrax
Vanille
Ylang-Ylang

Vanilleartig
Benzoe
Vanille

Gewürzartig
Ingwer
Lorbeer
Zimt

Holzig/waldig
Galbanum
Labdanum
Koniferen
Myrrhe
Patchouli
Zeder
Siehe auch
Moosartige Düfte

Psychisch-energetische Wirkung der Düfte

Beruhigend, zentrierend, erdend	Harmonisierend, sensibilisierend, entspannend; schlaffördernd	Angstlösend, antidepressiv	Erheiternd, beschwingend, leicht, luftig
Amyris	Benzoe	Angelikawurzel	Bergamotte
Basilikum	Cananga	Benzoe	Cajeput
Cistrose	Cistrose	Bergamotte	Citronella
Eichenmoos	Davana	Geranie	Eisenkraut
Elemi	Geranie	Jasmin	Eukalyptus
Galbanum	Honig	Kamille, Römische	Koniferen
Immortelle	Hyazinthe	Lavendel	Lavendel
Labdanum	Jasmin	Melisse	Lemongras
Muskat	Kamille	Mandarine	Limette
Narde	Lavendel	Majoran	Litsea
Patchouli	Mandarine	Muskatellersalbei	Melisse
Petitgrain	Mimose	Narzisse	Minze
Sandelholz	Neroli	Neroli	Muskatellersalbei
Tolu	Narzisse	Orange	Myrte
Tonka	Orange	Pampelmuse	Pampelmuse
Vetiver	Palmarosa	Patchouli	Ysop
Weihrauch	Petitgrain	Rose	Zitrone
Zeder	Rose	Sandelholz	
	Vanille	Weihrauch	
	Vetiver	Ylang-Ylang	
	Ylang-Ylang	Ysop	
		Zypresse	

Psychisch-energetische Wirkung der Düfte (Fortsetzung)

Anregend, belebend, energetisierend	**Euphorisierend, stark stimungs- aufhellend**	**Erotisierend**	**Traumanregend**
Cajeput	Jasmin	Cassia	Orange
Bergamotte	Muskatellersalbei	Cistrose	Mandarine
Cassia	Orange	Jasmin	Rose
Eisenkraut	Pampelmuse	Moschuskörner	Muskat
Eukalyptus	Rose	Muskatellersalbei	Muskatellersalbei
Ingwer	Ylang-Ylang	Narzisse	sowie alle anderen
Koniferen		Patchouli	als angenehm
Litsea		Rose	empfundenen Düfte
Lorbeer		Sandelholz	
Limette		Styrax	
Melisse		Tolu	
Minze		Tonka	
Rosmarin		Ylang-Ylang	
Salbei		Zimt	
Wacholder			
Ysop			
Zimt			
Zitrone			

Temperatur- und Raumempfinden

Warm	Kühl	Weit, hell	Eng, dunkel	Frisch, rein	Steril, medizinisch	Sinnlich, erotisch
Benzoe	Bay	Bergamotte	Eichen-moos	Bergamotte	Eukalyptus	Cistrose
Cistrose	Cajeput	Eisenkraut	Narde	Citronella	Ingwer	Eichen-moos
Mimose	Eukalyptus	Koniferen	Patchouli	Eisenkraut	Rosmarin	Elemi
Orange	Ingwer	Lavendel	Vetiver	Eukalyptus	Tea-Tree	Hyazinthe
Sandelholz	Koniferen	Litsea		Ingwer	Zitrone	Jasmin
Vanille	Minze	Melisse		Koniferen		Labdanum
Weihrauch	Zitrone	Minze		Lemongras		Mimose
Zimt		Pampel-muse		Limette		Muskatel-lersalbei
		Salbei		Litsea		Narzisse
				Lorbeer		Patchouli
				Melisse		Moschus-körner
				Minze		Rose
				Pampel-muse		Sandelholz
				Salbei		Styrax
				Wacholder		Tonka
				Ysop		Ylang-Ylang
				Zitrone		

Geist und Verstand

Belebung
Basilikum
Eisenkraut
Lemongras
Minze
Rosmarin
Ysop
Zitrone

Konzentration
Basilikum
Bergamotte
Eisenkraut
Eukalyptus
Fichtennadel
Lemongras
Limette
Litsea
Majoran
Myrte
Pampelmuse
Patchouli
Petitgrain
Pfefferminze
Rosmarin
Ysop
Wacholder
Zirbelkiefer
Zitrone

**Erinnerungs-
vermögen**
Eisenkraut
Rosmarin
Wacholder

**Strukturiertes
Denken**
Ysop
Wacholder
Zypresse

**Intuition,
Inspiration, Muse**
Iris (sehr gut, sehr
teuer)
Jasmin
Muskatellersalbei
Mandarine
Eisenkraut
Weihrauch

**Kreativität,
Phantasie**
Bergamotte
Eisenkraut
Hyazinthe
Jasmin
Limette
Muskatellersalbei
Muskat
Myrte
Tonka
Tolu
Zimt

Klarheit
Eukalyptus
Fichtennadel
Lavendel
Melisse
Minze
Nelke
Salbei
Wacholder
Ysop

**Bewußtseins-
erweiterung**
Elemi
Galbanum
Labdanum
Myrrhe
Narde
Salbei
Sandelholz
Styrax
Weihrauch
Ysop

Meditation
Benzoe
Douglasie
Elemi
Galbanum
Labdanum
Muskatellersalbei
Myrrhe
Narde
Patchouli
Salbei
Sandelholz
Styrax
Weihrauch
Ysop
Zeder

Reinigung und Erfrischung der Raumluft

Desinfizierend	Desodorierend	Insekten-abweisend	Geruchs-neutralisierend	Schwingungs-neutralisierend
Citronella	Fichtennadel	Eukalyptus	Cajeput	Fichte, -nnadel
Eukalyptus	Latschenkiefer	Geranie	Lavendel	Kiefer, -nnadel
Lemongras	Zitrone	Lemongras	Litsea	Latschenkiefer
Rosmarin	Eukalyptus	Minze	Lemongras	Myrte
Tea-Tree	Lavendel	Patchouli	Minze	Narde
Thymian	Lemongras	Zeder	Orange	Salbei
Zimt	Limette		Ysop	Wacholder
Zitrone	Litsea		Zitrone	Weihrauch
	Salbei		Zirbelkiefer	
	Zitrone		Zimt	
	Tanne			

Duftwirkung und Nervensystem

Nervenberuhigend, streßreduzierend	Nervenstärkend	Nervenanregend
Basilikum	Basilikum	Rosmarin
Benzoe	Kamille	Patchouli
Bergamotte	Kiefer	(geringe Dosierung)
Cistrose	Lavendel	Salbei
Eichenmoos	Majoran	Pinie
Geranie	Melisse	
Honig	Muskatellersalbei	
Jasmin	Petitgrain	
Kamille	Rosmarin	
Lavendel	Wacholder	
Majoran	Zimt	
Mandarine		
Melisse		
Mimose		
Muskat		
Muskatellersalbei		
Narde		
Orange		
Patchouli		
(starke Dosierung)		
Petitgrain		
Rose		
Sandelholz		
Styrax		
Tolu		
Vetiver		
Weihrauch		
Ylang-Ylang		
Zeder		

Duftintensität und -dauer

Diese Übersicht hilft Ihnen bei der Bestimmung der Mengen von Ölen, die Sie für Duftmischungen nehmen. Die Intensität ist an die Duftdauer gekoppelt. Die leichten Düfte verfliegen rasch, die starken Düfte wirken langanhaltend. Allerdings heißt «schwach» nicht, daß dieser Duft kaum wahrnehmbar ist, sondern «schwach» in Relation zu den besonders starken Düften. Sofern der Duft intensiv, aber kurzlebig ist, wird dies bei dem jeweiligen Öl angegeben.

Schwach / kurz	Mittel / mittel	Stark / lang
Bergamotte	Amyris	Benzoe
Cajeput	Basilikum (kurz)	Cistrose
Eukalyptus	Cananga	Citronella (kurz)
Koniferen	Elemi	Eichenmoos
Limette	Galbanum	Eisenkraut
Linaloeholz	Geranie	Hyazinthe
Mandarine	Honig	Jasmin
Orange	Kamille, Römische	Kamille, Blaue (kurz)
Palmarosa	Koriander (kurz)	Lemongras (kurz)
Pampelmuse	Labdanum (lang)	Litsea (kurz)
Petitgrain	Lavendel	Melisse (kurz)
Tea-Tree	Moschuskörner (lang)	Mimose
Zitrone	Muskat	Minze (kurz)
	Muskatellersalbei	Myrrhe
	Myrte	Narde
	Neroli	Narzisse
	Rosmarin	Patchouli
	Salbei	Rose
	Tolu	Sandelholz
Durchschnittliche Werte,	Wacholder	Styrax
wie lange ein Duft in	Weihrauch (lang)	Tonka
einem ungelüfteten	Ysop	Vanille
Raum wahrgenommen	Zeder (lang)	Vetiver
werden kann:	Zypresse	Ylang-Ylang
Schwach 2–3 Stunden		Zimt
Mittel 4–8 Stunden		
Stark 2–3 Tage		

Duftebenen

Keine absolute Aussage, denn viele Düfte liegen in Zwischenbereichen und können in Duftmischungen, abhängig von der Menge, eine Stufe höher wahrgenommen werden.

Fuß-/Basisnote	Herz-/Mittelnote	Kopf-/Topnote
Benzoe	Basilikum	Bergamotte
Cassia	Elemi	Blutorange
Cistrose	Geranie	Cajeput
Eichenmoos	Immortelle	Citronella
Galbanum	Kamille	Eisenkraut
Honig	Labdanum	Fichte
Hyazinthe	Lavandin	Fichtennadel
Jasmin	Lavendel	Kiefer
Moschuskörner	Linaloeholz	Latschenkiefer
Narde	Majoran	Lemongras
Narzisse	Melisse	Limette
Patchouli	Muskatellersalbei	Litsea
Rose	Muskat	Mandarine
Sandelholz	Myrte	Minze
Styrax	Neroli	Myrrhe
Tolu	Palmarosa	Orange
Tonka	Petitgrain	Pampelmuse
Vanille	Pinie	Pinie
Vetiver	Wacholder	Rosmarin
Weihrauch	Ysop	Tea-Tree
Ylang-Ylang	Zypresse	Zirbelkiefer
Zeder		Zitrone
Zimt		

Einschränkungen und Nebenwirkungen

Grundsätzlich bestehen keine Gefahren durch den Gebrauch ätherischer Öle, wenn diese in der angemessenen Menge und unter Berücksichtigung folgender Einschränkungen angewendet werden:

- Empfohlene Dosierungen nicht überschreiten.
- Keine ständige, hoch dosierte Beduftung.
- Keine Beduftung von angrenzenden Räumen mit Düften verschiedener Wirkungen.
- Alle *Zitrusöle, Lorbeer, Zimt* und *Cassia* können bei entsprechender Disposition Allergien auslösen. Das ist bei Anwendung ätherischer Öle als Raumduft allerdings selten der Fall. Dennoch sind diese Düfte von hochallergischen Menschen am besten sehr gering zu dosieren oder ganz zu meiden. Allergiker machen vor ständiger Anwendung einen Test: 1 Tropfen des Öls auf das Brustbein oder die Armbeuge. 24 Stunden warten, ob allergische Symptome eintreten.
- Öle kindersicher aufbewahren, damit sie nicht eingenommen werden können. Grundsätzlich sollen Kinder, ganz besonders Kleinkinder, *wesentlich geringer* dosierten Düften ausgesetzt werden.
- Epileptiker dürfen *Pinie, Salbei, Ysop, Zeder (J. virginiana), Zypresse* (Verdacht, gering dosieren) nicht anwenden.
- Ätherische Öle in *hohen* Dosierungen in der Raumluft können die Wirkungen von Medikamenten beeinträchtigen. Kampfer, Minze und Salbei in hoher Dosierung sollen nach Meinung mancher Homöopathen die Wirkung homöopathischer Mittel beeinträchtigen.
- *Muskat* und *Muskatellersalbei* können bei gleichzeitigem starkem Alkoholgenuß Rauschzustände erzeugen bzw. halluzinogen wirken. Muskat in starken Dosierungen

wirkt bereits allein halluzinogen. Je nach emotionaler Befindlichkeit kann die Wirkung als euphorisch-berau-
schend oder beängstigend empfunden werden.

Literatur

Balacs, Tony: «Brain Wave Boost», Research Report, in: *International Journal of Aromatherapy*, Vol. 4, No. 1.

Benthov, Itzak: *Auf der Spur des wilden Pendels,* Reinbek, 1985.

Charon, Jean E.: *Der Geist der Materie,* Wien, 1979.

Gumbel, Dietrich: *Wie neugeboren durch Heilkräuter-Essenzen,* München, o. J.

Harding, Jennie: «The Scent Trail», in: *International Journal of Aromatherapy*, Vol. 6, No. 3.

Keller, Erich: *Das große Praxisbuch der Aromalehre,* München, 1995.

Keller, Erich: *Das Handbuch der ätherischen Öle,* München, 1990.

Keller, Erich: *Duft und Gemüt,* Münsingen-Bern, 1992.

Keller, Erich: *Essenzen der Schönheit,* München, 1991.

Kirk-Smith, M.: «Human Olfactory Communication», in: *Aroma-Conference 93,* Hove, 1993.

Leonard, George: *Der Rhythmus des Kosmos,* Reinbek, 1986.

Sabetti, Stefano: *Lebensenergie,* München, 1985.

Sheldrake, Rupert: *Das Gedächtnis der Natur,* München, 1993.

Stoddard, D. M.: *The Scented Ape,* Cambridge, 1991.

Tansley, David V.: *Energiekörper,* München, 1985.

Tisserand, Robert B.: *Aromatherapy-Chart,* Hove, 1992.

Troller, Steve van, und Dodd, George H.: *Perfumery – The Psychology and Biology of Fragance,* London, 1988.

Warren, Craig, und Warrenburg, Stephen: «Mood Benefits of Fragance», in: *International Journal of Aromatherapy*, Vol. 5, No. 2.

Zehentbauer, Josef: *Körpereigene Drogen,* München, 1992.

Fachzeitschriften

Aromatherapy Quarterly (engl. Fachzeitschrift, erscheint vierteljährlich)

FORUM (deutsche Fachzeitschrift, erscheint halbjährlich)

International Journal of Aromatherapy (engl. Fachzeitschrift, erscheint vierteljährlich)

Autorenadresse

Autorenadresse für Beratung, Seminare und Fortbildungsveranstaltungen zum Thema natürliche Düfte, Raumbeduftung, Aromatherapie sowie Adressen von Bezugsquellen: Erich Keller, Adling 29, D-85625 Glonn